阳痿中风论

主　编　李海松　王　彬

副主编　代恒恒　王继升　赵　琦

编　委　（按姓名拼音字母排序）

　　　　鲍丙豪　陈子龙　党　进　邓　省

　　　　冯隽龙　金　津　毛鹏鸣　孟繁超

　　　　王　璐　杨　勇

全国百佳图书出版单位

中国中医药出版社

·北　京·

图书在版编目（CIP）数据

阳痿中风论 / 李海松，王彬主编 . —北京：中国中医药出版社，2022.8
ISBN 978 – 7 – 5132 – 7783 – 9

Ⅰ . ①阳… Ⅱ . ①李… ②王… Ⅲ . ①阳痿－中医治疗法 Ⅳ . ① R277.58

中国版本图书馆 CIP 数据核字（2022）第 162755 号

中国中医药出版社出版

北京经济技术开发区科创十三街 31 号院二区 8 号楼
邮政编码　100176
传真　010-64405721
三河市同力彩印有限公司印刷
各地新华书店经销

开本 710×1000　1/16　印张 10.25　字数 162 千字
2022 年 8 月第 1 版　2022 年 8 月第 1 次印刷
书号　ISBN 978 – 7 – 5132 – 7783 – 9

定价　48.00 元
网址　www.cptcm.com

服 务 热 线　010-64405510
购 书 热 线　010-89535836
维 权 打 假　010-64405753

微信服务号　zgzyycbs
微商城网址　https://kdt.im/LIdUGr
官 方 微 博　http://e.weibo.com/cptcm
天猫旗舰店网址　https://zgzyycbs.tmall.com

如有印装质量问题请与本社出版部联系（010-64405510）

前　言

阳痿一病，历史久远。阳者，阳气也，又谓阳器也；痿者，《说文》注为"痹也"。阳痿即阳事痿痹，玉茎不举也。自景岳之后，命门火衰病机被奉为圭臬，补肾壮阳之法深受医家追捧。临证每遇阳痿者，往往投之以桂、附、苁蓉、锁阳之品，患者服之，常常十之八九不效；有效一二耳，且多房事不著，反口疮、便秘，医者谓之虚不受补，更投补火之品，而阳痿益甚。医患苦补肾壮阳之法久矣。

30年前尝诊治中风痿软患者，用水蛭、蜈蚣等虫药活血通络。患者诉中风向愈之际，勃起竟日渐恢复。观之处方，并无补肾之品，活血通络之剂可疗阳痿乎？此后临证中，余用活血通络之法医治阳痿，屡获奇效。中风用之活血虫药，竟能医治阳痿，可谓临证一得。反复思之，阳痿与中风，二者看似无关，细究其源，却颇有联系，皆虚瘀为患。中风一证，表现为突发半身不遂，肢体痿软不用，是谓中经络；而阳痿则为玉茎不坚，甚则痿软不起，症状相类。中风以瘀血阻络为主要病机；而阳痿主要为阴茎海绵体血供不利，络脉瘀阻，病机相同。中风和阳痿施用活血通络之品均可起效，治法相似。西地那非之属，乃西医治阳痿之一线用药，效果颇佳，亦属中医活血通络之品。因而，阳痿一病，从中风而治，确有其内在之因。余将此观点总结为"阳痿中风论"，并开展十余年临床与科研探索，将所获成果总结成册，成为本书的核心内容。

本书详细汇总历代医家对阳痿病因病机之认识、治法治则之探索、名书医案之名方名药，并详述西医学在解剖、生理病理、药理学之研究进展，内蕴中西医融合治疗思想。此书以"阴茎中风"学说为基础，以理法方药为骨架，以验案及科研进展为血肉，系统阐释"阳痿中风"学说，以期抛砖引玉，促进阳痿的理论创新和发展。

本书在编写过程中，引用了很多相关专业书籍和学术著作内容，在此向有关作者一并表示感谢。

李海松

2022 年 6 月

目　录

第一章 古代中医对阳痿的认识

（1840 年以前）

一、阳痿的病因病机

阳痿是指男性除未发育成熟或已到性欲衰退时期，性交时阴茎不能勃起，或虽勃起但勃起不坚，或勃起不能维持，以致不能完成性交全过程的一种病证。记载阳痿最早的中医文献为《马王堆医书·养生方》，称之为"不起"，《黄帝内经》中称为"阴痿""筋痿"。明代周之干首次以"阳痿"命名本病，在《慎斋遗书·阳痿》中有"阳痿多属于寒"的记载。"阳痿"与"阳萎"病名通用。其临床特点是成年男性虽有性的要求，但临房阴茎痿软，或举而不坚，或虽坚举而不能保持足够的勃起时间，阴茎不能进入阴道完成性交。

（一）脏腑亏虚

1. 肾阳虚

《景岳全书》云："凡男子阳痿不起，多由命门火衰，精气虚冷……火衰者十居七八，而火盛者仅有之耳。"肾阳衰微，宗筋失温，亦致宗筋不振。如王纶《明医杂著·男性阴痿》云："男子阳痿不起，古方多云命门火衰，精气虚冷，固有之矣。"

李中梓《证治汇补》云："肾乃坎象，水火具焉；阴阳交济，伎巧生焉。故有房劳太甚，宗筋弛纵，发为阴痿者，乃命门火衰，譬之严冬，百卉凋残也。"

肾阳虚型阳痿患者主要表现为阳痿伴四肢乏力倦怠、肌肤发冷、大便稀溏、饮食不消化等。其多因先天命门火衰，或年高肾亏，或房劳过度，久病伤肾，或误服苦寒凉泻的药物太过而致肾阳虚损。阳虚则内寒，功能活动衰减，形成阳痿。

2. 肾阴虚

《诸病源候论》曰："肾开窍于阴，若劳伤于肾，肾虚不能荣于阴器，故萎弱也。诊其脉，瞥瞥如羹上肥，阳气微；连连如蜘蛛丝，阴气衰。阴阳衰微，而风邪入于肾经，故阴不起，或引小腹痛也。"

肾阴虚型阳痿，主要表现为阳痿伴腰膝酸软、耳鸣、五心烦热、盗汗等。其多因久病耗伤，或情志内伤，五志化火伤阴，或邪热久留及过服温燥壮阳之剂而致肾燥阴伤，或房劳过度，导致肾阴（真阴）耗伤。阴虚则内热或火旺，诱发阳痿。

3. 肝肾不足

"肝肾同源"的哲学思想渊源于《易经》，医学基础根源于《黄帝内经》。阳化气，阴成形，阴为阳之基，阳为阴之使。肝肾同居下焦，肝藏血，肾藏精，精血同源，肝血肾精共同起源于先天之精，皆由水谷之精化生和充养。阴精亏损，阳无所依，阴虚及阳，"水去而火亦去"，此阴虚成痿必然之理。《张氏医通》曰："气不耗，归精于肾而为精，精不泄，归精于肝而为清血。"肝和肾之间存在着十分密切的相互依赖的关系。"肝肾同源"可体现在三个方面。

（1）精血同源：因为肝藏血，肾藏精，肝血充盈则肾有所藏，肾精充足则肝有所养，所以精与血之间存在着相互转化、相互资生的关系；病理上，肝血不足与肾精亏损可相互影响，以致出现头晕目眩、腰膝酸软、阳痿等肝肾两亏之证。

（2）藏泄互用：肝主疏泄，肾主封藏，两者存在相互为用、相互制约的关系。

（3）阴阳互滋互制：因为肾属水，肝属木，肾水能资生肝木，肝阴也能下济肾阴，相互化生，维持协调与充盈。若房事不节，亏耗肝肾精血，肝肾阴虚，经筋失于濡养，可导致阴器不用，阳事不举。

张景岳云："宗筋为精血之孔道，精血实宗筋之化源。"精血充则阳道健，精血衰则阳道痿。阴精充足是性功能活动的物质基础，阴精充足肾气旺，阴精不足肾气衰。肝肾阴虚证阳痿，主要因纵欲过度，肝肾阴精亏虚，精血耗伤，虚热内扰，主要表现为阴虚内热之证候。

4. 脾胃虚弱

《灵枢·经筋》云："足阳明之筋，起于中三指，结于跗上，邪外上加于辅骨，上结于膝外廉，直上结于髀枢，上循胁，属脊。其直者，上循骭，结于膝；其支者，结于外辅骨，合少阳。其直者，上循伏兔，上结于髀，聚于阴器，上腹而布，至缺盆而结，上颈，上挟口，合于頄，下结于鼻，上合于太阳。太阳为目上纲，阳明为目下纲。其之者，从颊结于耳前。"《素问·厥论》曰："前阴者，宗筋之所聚，太阴、阳明之所合也。"宗筋为众筋之所聚，如足之三阴、阳明、少阳，以及冲、任、督、跷，筋脉皆聚于此，故曰宗筋。胃为水谷气血之大海，主润宗筋，又阴阳总宗筋之会，会于气街，而阳明为之长，故特言之。且后天之精可补先天之精，胃气可助肾气。胃气充足，生化有源，补养先天，则肾精充盛，作强可施；胃气不足，生化乏源，先天失养，则肾精亏虚，输泄无本，阳痿不起。

《景岳全书·阳痿》云："凡思虑焦劳忧郁太过者，多致阳痿，盖阳明总宗筋之会……若以忧思太过，抑损心脾则病及阳明冲脉，宗筋为精血之孔道，阳明实宗筋之化源，阳明衰则宗筋不振……气血亏而阳道斯不振矣。"《临证指南医案·阳痿》曰："又有阳明虚则宗筋纵，盖胃为水谷之海，纳食不旺，精气必虚，况男子外肾，其名为势，若谷气不充，欲求其势之雄壮坚举不亦难乎？唯通补阳明而已。"

脾为后天之本，主运化；胃为仓廪之官，主受纳腐熟水谷。气血生化有赖脾升胃降。前阴为宗筋会聚之处，需要阴阳气血温煦濡养，而后才能强劲有力，得行正常。故阴器虽以筋为本，但以气血为用。阳事之用，以气血为本，而气血之盛衰则受阳明脾胃功能强弱之影响。脾胃功能强健，水谷化源充足，气血旺盛，阴茎得以濡养则能行房事。

5. 虚劳

《诸病源候论·虚劳阴痿候》记载："肾开窍于阴，若劳伤于肾，肾虚不能荣于阴器，故痿弱也。"先天不足，房事过度，或少年手淫，或早婚多育，均可造成精气虚损，命门火衰而致阳事不举。此外，久病劳伤，损及脾胃，气血化源不足，也可致宗筋失养而成阳痿。

虚劳而致肝肾心脾受损，经脉空虚，宗筋失养。肾藏精，主生殖，开窍于二阴；脾之经筋皆聚于阴器；心乃君主之官，情欲萌动，阳事之举，必赖心火之先动。肾虚精亏，真阳衰微，则宗筋无以作强，乃致阳痿。脾失运化，气血生化乏源，宗筋失养乃阳事不举。忧虑伤心，心血暗耗，则心难行君主之令，从而阴茎软而不举。《伤寒杂病论》将阳痿列至虚劳篇，对虚劳的症状陈述甚详。如"男子平人，脉大为劳，极虚亦为劳"；"男子平人，脉虚弱细微者，喜盗汗也"；"男子脉虚沉弦，无寒热，短气，里急，小便不利，面色白，时自瞑，兼衄，少腹满，此为虚劳使之然"；"劳之为病，其脉浮大，手足烦，春夏剧，秋冬瘥，阴寒精自出，酸削不能行"；"男子脉浮弱涩，无子，精气清冷"。总之，先天不足、后天失养或过度劳累，致虚劳不足，阴精亏虚，乃致阳痿。

（二）气血瘀阻

《证治概要》指出："阴茎以筋为体，宗筋亦赖气的血涌，而后自强劲有力。"阴茎在气的推动下受血而振奋，阳兴用事，若气血运行障碍，则阴茎血少而难充，或真阳难达阴茎以致其势难举。

清代叶天士提出"久病入络"，即"经主气，络主血"，"初为气结在经，久则血伤入络"。络脉隶属于经络系统，具有支横别出、逐层细分，络体细窄、网状分布，络分阴阳、循行表里的特点。络脉具有气血运行缓、面性弥散、末端连通、双向流动的特点，阴茎疲软时只有少量血液经过，维持基本的营养供给。络脉又有满溢贯注的特点，阴茎勃起时血液涌入宗筋，维持阴茎的勃起状态。在病理变化方面，络脉具有易滞易瘀、易入难出、易积成形的病理特点，这与包括阳痿在内的多种难治性血管病变的病理状态相一致。

叶天士言："凡人脏腑之外，必有脉络拘绊，络中乃聚血之地。"认为络为聚血之所。"络主血"，血液运行于络脉中，故血瘀与络脉关系密切。任何原因导致的络脉瘀滞、络脉空虚及络脉损伤均可引起络中血行不畅而致血瘀证，而血瘀证的产生又可影响络脉生理功能的实现，从而加重血瘀状态，由血行迟缓进行性发展形成瘀血，由血瘀轻症变生瘀血重症。

（三）肝郁气滞

肝藏血，主疏泄，调情志。《临证指南医案·郁》有云："因情志不遂，则郁而成病矣……皆因郁则气滞，气滞久必化热，热郁则津液耗而不疏，升降之机失度，初伤气分，久延血分，延及郁劳成沉疴。"肝郁气滞，则血行不畅，或气郁化火，或耗伤阴血，进而伤及血分。

《明医杂著》曰："少年阳痿，有因于失志者，但宜舒郁，不宜补阳。《黄帝内经》云：'肾为作强之官，伎巧出焉。'藏精与志者也。夫志从士从心，志主决定，心主思维，此作强之验也。苟志意不遂，则阳气不舒；阳气者即真火也，譬诸极盛之火，置于密器之中，闭闷其气，不得发越，则立死而寒矣。此非真火衰也，乃闷郁之故也。宜其抑郁，通其志意，则阳气舒而痿自起。"

《辨证录》云："人有少年之时，因事体未遂，抑郁忧闷，遂致阳事不振，举而不刚。"阴茎振奋有赖精神情志活动的调节，故阳痿与情志变化有关。现代社会竞争日益激烈，人们工作压力加大，饮食作息无规律，吸烟酗酒，缺乏锻炼，会导致情志不遂，或抑郁焦虑，日久可影响肝脏的疏泄功能，导致肝气郁结，气血运行不畅，宗筋失养而出现阳痿。又如《杂病源流犀烛》所云："又有失志之人，抑郁伤神，肝木不能疏泄，亦致阳痿不起。"

导致肝失疏泄的因素有六淫侵袭、情志刺激及饮食、痰饮、瘀血等，其中情志不遂是导致肝郁气滞的主因。这些致病因素长期作用于肝，导致肝郁气滞。

（四）湿热下注

王肯堂在《证治准绳·杂病·前阴诸疾》有云："运气明疫，皆属湿土制肾。""阴痿弱，两丸冷，阴汗如水，小便后有余滴臊气，尻臀并前阴冷，恶寒而喜热，膝亦冷，此肝经湿热也。"《素问·生气通天论》云："因于湿，首如裹，湿热不攘，大筋软短，小筋弛长，软短为拘，弛长为痿。"明确指出湿热下注以致宗筋弛纵，阳事不举。林珮琴在《类证治裁·阳痿论治》中说："湿热伤及肝肾，致宗筋弛纵，为阳痿者，如筋角近火则软，得寒则坚。"

当今生活条件改善，饮食不节，过食肥甘，嗜酒过度，积滞不化，伤及脾胃，以致运化失司，聚湿生热，湿热下注而致宗筋弛纵，阳事不举；或肝疏泄失职，水道失畅，水湿留滞经络，郁久变生湿热，下注宗筋，而致阳痿；或滥用温热补剂，湿热内生或感受湿热之邪，流注下焦，气机阻滞，下焦失于宣泄，宗筋弛纵而致阳痿；素体湿盛，偏嗜辛辣炙煿，而致湿热内蕴；或强力入房，忍精不泄，而致败精瘀滞精道，也可酿为湿热。

（五）络风内动

中医"风"的概念非常广泛，包含外风与内风。外风是自然界流动之气发生变化而生成的风邪，为外感六淫之一；内风主要是机体内部病理变化所导致的自内而生的风，亦即机体内部的气血阴阳运行失常。历代医家在《黄帝内经》等基础上，根据临床实践经验及疾病的发展演变特点不断发展着风邪致病的理论，风证理论经历了从外风到内风，由浅入深，从初步认识、不断发展到逐步完善的过程。"内风"，又称肝风、肝风内动、风气内动，是机体阳气亢逆变动而形成的一类病理表现。临床上凡出现动摇、眩晕、震颤、抽搐等症状者，即可概括为"风气内动"。

络病理论由清代叶天士提出，即"经主气，络主血"，"初为气结在经，久则血伤入络"。而阳痿与络病密切相关且有许多相似之处。在生理方面，络脉具有气血运行缓、面性弥散、末端连通、双向流动的特点；阴茎动脉血管非常细，尤其是阴茎疲软时血流更为缓慢，容易出现循环障碍。络脉又有满溢贯注的特点，阴茎勃起时血液涌入海绵体，维持阴茎的勃起状态。络脉具有易滞易瘀、易入难出、易积成形的病理特点，而阳痿终极病理趋势为血瘀，血液循环受阻，进而导致络脉瘀滞、空虚，进展为络病。情绪过度波动、劳累过度、饮食不节、烟酒过度等不良诱因，可导致气化失常、气血逆乱，破坏机体病理状态下的相对平衡，加之肝郁化热，炼津为痰，阻塞络脉；肾虚阳气无力推动气血运行而致络脉瘀阻；湿热困脾，内生痰湿，湿阻气机，气血运行障碍，而生痰瘀阻滞络脉；血瘀进一步加重瘀血形成，影响阴茎络脉系统，导致络脉瘀阻程度加重，引发络脉细急痉挛而出现络风内动。

（六）痰浊阻滞

叶天士言："经年累月，外邪留着，气血皆伤其化为败瘀凝痰，混处经络……年多气衰，延至废弃沉病。"五劳耗气伤血，郁火偏旺，搏结于中，消谷为浊，炼津成痰，导致痰浊凝聚，阻碍气血运行；环境污染，食品残毒，饮食结构改变，以及嗜食辛辣和肥甘厚味，大量吸烟酗酒等，往往内聚痰浊；嗜食辛辣醇酒厚味，中焦失运，精微失布，湿热内生下注，或感受湿热之邪，湿邪困脾，脾失健运，水湿停聚生痰，痰湿阻于下焦，扰乱精室，阻遏阳气，致宗筋弛纵而不举。

（七）火邪扰动

外感邪毒，五志过极，化热生火。六淫邪毒，均可直接或间接作用于人体，影响男性功能。《医宗全鉴·外科心法要诀·痈疽总论》："痈疽原是火毒生。"热毒伤阴是阳痿外感的重要病机。

情志内伤，气郁化火。肝主疏泄，调畅气机，如气机调畅，则肾开阖有度，宗筋气血畅达，能司作强。病理上，肝气郁结，以致气血凝滞，内生痰湿，疏泄失常，久之郁而化热，而耗伤肝肾之阴。《明医杂著》认为"男子阴茎不起……亦有郁火甚而致痿者"。《医宗金鉴·外科心法要诀》曰："忧思恚怒，气郁血热与火凝结而成。"说明气郁可化火伤阴，损及阴血，发生脏腑功能失调，而成阳痿。

（八）心肾不交

心之经脉虽然不直接连于阴器，然心藏神、主神明，为人身五脏六腑之大主也，五脏皆听命于心。人的精神、生理活动都必须在心（脑）神的支配下才能完成。性之生理活动过程中，心主神明以司性欲，且主养血脉而充精室。《时方妙用》有云："心藏神，肝藏魂，肾藏精。梦中所主之心，即心之神也。梦中所见之形，即肝之魂也。梦中所泄之精，即肾之精也。要之心为君，肝肾为相，未有君火动而相火不随之者，当先治其心。"君火为欲念所动，则心气下交于肝肾，肝肾相火起而应之，则心定肝开肾强，阳道自然振奋。若心神不安，情志不宁，脏腑功能紊乱，君火难以引动肝肾相火，阳道失其充盈振奋而痿软不举。张景岳有云："心为五脏六腑之大主，而总统魂魄，兼赅志意。故忧动于心则肺应，思动于心则脾应，怒动于心则肝应，恐动于心则肾应，此所以五志惟心所使也。""心不明则神无所主，而脏腑相使之道闭塞不通，故自君主而下，无不失职，所以十二脏皆危，而不免于殃也。""凡思虑焦劳忧郁太过者，多致阳痿。"心病则神明失其所主，于是出现失眠、多梦、神志不宁，甚至出现谵妄、昏迷等神志症状。心病所致之阳痿，其特点是：①见于劳心过度者；②多在心病基础上发生，或心病同见；③其证多虚，间可见实证。

心主神明，为情欲之府，人的精神意识、思维活动，都由心主宰。喻嘉言在《医门法律》中说："心为情欲之府。"心位于上焦，属火，以阳为主；肾居下焦，属水，以阴为主。心与肾有上下相交、阴阳相济的关系，相互协调，相互制约，保持相对平衡。若思虑过度，心神受伤，所愿不遂，君火内动，暗耗肾阴，宗筋失养而阳事不举。心肾不交型阳痿的病机为心阳过亢，肾阴亏虚。

（九）惊恐伤肾

华岫云在《临证指南医案·阳痿》的按语中指出："亦有因恐惧而得者，盖恐则伤肾，恐则气下，治宜固精，稍佐升阳。"因惊恐引起阳痿者，多有房事受惊吓病史，或仓促野合，境界不佳，突受惊吓，以致阳痿。

二、阳痿的治法治则

（一）温补元阳

肾藏精，主生殖，《素问·上古天真论》云："丈夫……二八，肾气盛，天癸至，精气溢泻，阴阳和，故能有子。"《诸病源候论·虚劳阴痿候》云："肾开窍于阴，若劳伤于肾，肾虚不能荣于阴器，故痿弱也。"所以，肾对男子生殖器官的发育、成熟及性功能的维持有着重要的作用。若劳伤过度，肾精亏虚，不能充养阴器，则痿软不举。明代医家张景岳提出了"凡男子阳痿不起，多由命门火衰，精气清冷……但火衰者十居七八"的著名论断，强调了阳痿从肾论治的重要性。

肾阳虚证可见性欲下降，房事减少，阳事痿而不举，或举而不坚，或坚而不久，阴囊冷痛，畏寒喜暖，倦怠乏力，四肢不温，腰膝酸冷，关节疼痛，可伴有懒言声低、小便清长、大便溏稀，舌淡胖苔白，脉沉细。治法：补肾健脾，温阳益气。推荐方药：鹿茸丸、右归丸、金匮肾气丸、斑龙丸、秃鸡散、菟丝子丸。

（二）滋补肾阴

肾阴不足可见阳痿，形体消瘦，头晕目眩，双目干涩，视物不清，耳鸣作响，失眠多梦，记忆力差，发脱齿槁，咽干口燥，腰膝酸软，潮热盗汗，便干溲赤，舌红苔少，脉象细数。治法：滋阴壮水，抑制亢阳。推荐方药：左归饮、左归丸、杞菊地黄丸、二至丸、聚精丸、龟鹿二仙膏、三才封髓丹、生髓育麟丹。

（三）健脾固肾

《素问·痿论》曰："阳明者，五脏六腑之海，主润宗筋。""治痿者，独取阳明。"指出阳痿的发生与脾胃关系非常密切，为后世从脾胃论治阳痿奠定了理论基础。脾胃乃气血生化之源，脾胃健则气血充，宗筋得养方可用事自如。若脾胃虚弱，运化失司，完谷不化，水湿停聚，致气血生化乏源，宗筋失于濡养，则阳事不兴。因脾胃病致痿者，治疗重在调理脾胃。虚证多伴有纳差肢倦、少气懒言、面色无华、大便失常、脉虚等脾胃虚弱、气血不足诸症；实证形体多丰，常兼身重困倦、胸脘痞满、阴部潮湿、苔腻脉实等。虚证当培补脾胃，资生化源，以养宗筋；实证宜理脾化湿，清化痰浊，以畅达宗筋。

同时，注意佐以益肾之品。《傅青主女科》云："唯通补阳明而已。"脾胃为后天之本，肾为先天之本，脾之健运须借助肾阳的鼓动，而肾精亦有赖于脾胃化生的水谷精微的补养，两者在生理上互根互用，在病理上相互影响。推荐方药：六君子汤、补中益气汤、益胃汤。

（四）活血化瘀

阳痿多见于老年男性。《素问·上古天真论》说："丈夫……七八……天癸竭，精少，肾脏衰。"故老年多肾虚，肾虚无以充养阴器，则痿软不举。同时，阳痿的发生与糖尿病、高血压、动脉硬化、高脂血症、慢性前列腺炎、脊髓损伤、腰椎及盆腔手术后等关系密切，这是由于久病致痿，或经络损伤，瘀血内阻，宗筋失养所致。肾气虚血行无力，肾阳虚血寒凝滞，均可导致血瘀。瘀血既是病理产物，又是致病因素，瘀血阻络，血行不畅，又影响肾精的化生。

脉络瘀阻治疗时多在其他证型辨证治疗的基础上，联合应用活血化瘀通络法，并把活血化瘀通络法贯穿阳痿治疗的始终。在选用活血化瘀药时常加用虫类药，如蜣螂、土鳖虫、地龙、全蝎、蜈蚣、僵蚕、露蜂房等。如吴鞠通所说："且以食血之虫，飞者走络中气分，走者走络中血分，可谓无微不入，无坚不破。"推荐方药：血府逐瘀汤、桃红四物汤。

（五）疏肝解郁

肝郁气滞证临床表现为勃起功能时好时坏（受情志影响明显），伴见情绪抑郁焦虑，烦躁易怒，胁肋胀闷，食欲不振，腹胀，腹痛欲泻，口苦咽干，头晕耳鸣，苔薄，脉弦。此类患者以情志变化为突出表现，故治以理气解郁，调畅气机。推荐方药：逍遥散、柴胡疏肝散。

（六）清利湿热

湿热下注证多表现为阳痿，小腹坠胀，小便短赤，阴囊潮湿、瘙痒，可伴有尿频、尿急、尿痛等表现，舌苔薄黄，脉弦滑。治法宜清热利湿。推荐方药：二妙丸、四妙丸、龙胆泻肝汤。

（七）活血祛风

南宋陈自明《妇人良方·卷三贼风偏枯方论》中，其论云："贼风偏枯者，是体偏虚受风，风客于半身也……夫偏枯者，其状半身不遂，肌肉枯瘦，骨间疼痛……古人有云：'医风先医血，血行风自灭是也。'治之先宜养血，然后驱风，无不愈者。"后朱丹溪为突出治疗学上的观点，把医字改为治字，遂成"治风先治血，血行风自灭"。"风"非内风，亦非外风，而是指身体偏枯之中风病；"血"是指瘀血，瘀血得除，经络畅通，中风病自然就会痊愈。阳痿为阴茎痿而不用，属于中风病的范畴，其基本病机为血瘀。因此，阳痿的基本治则亦应该"治风先治血，血行风自灭"，以活血祛风贯穿治疗始终。

（八）燥湿化痰

此法用于湿热蕴脾证，临床表现为头昏身重，肢体困倦，食欲不振，少腹急满，阳事不举，尿短赤或频数，苔黄腻，脉滑数。古人云："脾为生痰之源，肺为贮痰之器。"《类证治裁·痰饮论治》中曰："见痰休治痰者，以治必探本。"正如张景岳所云："善治痰者，惟能使之不生，方是补天之手。"李中梓又说："脾为生痰之源，治痰不理脾胃，非其治也。"故标本同治，则脾健、痰化、热清。

（九）交通心肾

张景岳有云："心不明则神无所至，而脏腑相使之道闭而不通。""凡思虑焦劳忧郁太过者，多致阳痿。"心藏神、主神明，为五脏六腑之大主，在脏腑协调中起主导作用。人的精神、生理活动都受到心神的支配，性之生理活动亦是如此。在此过程中，心可养血脉而充精室，并在一定程度上起到司性欲的作用。

《景岳全书》说："心为君火，肾为相火，心有所动，肾必应之。"《医学实在易》说："盖精虽藏之于肾，而阳动与不动，精之泄与不泄，无非听命于心。"心为火脏，位于上，其性属阳；肾为水脏，位于下，其性属阴。在生理上，心火须下降于肾，肾水须上济于心，心肾相交，水火共济，共同维持正常的性功能。在病理情况下，心火不能下降于肾，肾水不能上济于心，心肾之间的协调关系就会遭到破坏，导致阳痿不用。正常情况下，心之君火下交于肾，肾之相火必起而应之，进而完成水火既济的小循环，使得人身保持稳态，心定而肾强，则阳道亦振奋。

心肾不交者多见两颧红赤，五心烦热，心烦不寐，心悸不安，烦躁易怒，失眠多梦，潮热盗汗，口燥咽干，形体消瘦，腰膝酸软，眩晕耳鸣，便干溲赤，舌红苔少，脉细数。治法：益气滋阴，交通心肾。推荐方药：交泰丸、补血荣筋丸、五子衍宗丸、大补阴丸、六味地黄丸、知柏地黄丸、安神定志丸。

三、男科常用经典名方

1. 二至丸（《医便》）

【组成】女贞子、旱莲草。

【功用】补益肝肾，滋阴止血。

【主治】肝肾阴虚证。

【方解】女贞子甘平，益肝补肾；旱莲草甘寒，入肾补精，能益下而荣上。两药同用既能补肝肾之阴，又能止血，是治疗肝肾阴虚兼有出血之证的著名方剂。

2. 聚精丸（《证治准绳》）

【组成】黄鱼鳔胶（白净者，切碎，用蛤粉炒成珠，以无声为度）、沙苑子（马乳浸两宿，隔汤蒸一炷香久，取起焙干）。

【功用】补肾益精，滋养筋脉，补肝、明目、固精。

【主治】肾虚封藏不固，梦遗滑精，阳痿无子。

【方解】沙苑子性温味甘，入肝、肾经，有补肝、益肾、明目、固精之功，《本草纲目》说它"补肾，治腰痛泄精，虚乏劳损"。鱼胶又称鱼鳔，广州俗称鱼肚，性平味甘，入肾经，功能补肾益精、滋养筋脉，治肾虚滑精。

3. 龟鹿二仙膏（《医便》）

【组成】鹿角、龟甲、人参、枸杞子。

【功用】滋阴填精，益气壮阳。

【主治】真元虚损，精血不足证。腰膝酸软，形体瘦削，两目昏花，发脱齿摇，阳痿遗精，久不孕育。

【方解】方中鹿角胶甘咸微温，温肾壮阳，益精养血；龟甲胶甘咸而寒，填精补髓，滋阴血。二味俱为血肉有情之品，能补肾益髓以生阴阳精血，共为君药。人参大补元气，补气生精以助滋阴壮阳之功；枸杞子补肾益精，养肝明目，共为臣药。四药合用，阴阳气血并补，先后天兼顾，共成填精补髓、益气壮阳之功。

4. 鹿茸丸（《三因极一病证方论》）

【组成】鹿茸、麦冬、熟地黄、黄芪、鸡内金、肉苁蓉、山茱萸、补骨脂、怀牛膝、五味子、茯苓、玄参、地骨皮、人参。

【功用】益气养阴，调补肝肾，温阳利水，化瘀降浊。

【主治】肾虚消渴，小便无度，肝血亏虚之四肢抽搐。

【方解】鹿茸为血肉有情之品，长于补肾壮阳益精，为君药。补骨脂、肉苁蓉温肾助阳；熟地黄、山茱萸、怀牛膝滋补肝肾，共为臣药。黄芪、人参、茯苓益气健脾，五味子酸甘养阴收敛，鸡内金涩精止遗，麦冬、玄参滋阴，地骨皮清虚热，共为佐药。全方共奏阴阳双补、益气养阴之效。

5. 三才封髓丹（《卫生宝鉴》）

【组成】人参、天冬、熟地黄、黄柏、砂仁、甘草。

【功用】泻火坚阴，固精封髓。

【主治】用于阴虚火旺、相火妄动、扰动精室之梦遗滑精、失眠多梦、腰膝酸软、五心烦热、口舌干燥等。

【方解】方中人参补脾益气；天冬滋阴补肺生水；熟地黄补肾滋阴；黄柏坚阴泻火；砂仁行滞醒脾；甘草既助人参补脾益气，又缓黄柏苦燥之弊。

6. 金匮肾气丸（《金匮要略》）

【组成】熟地黄、山药、山茱萸（酒炙）、茯苓、牡丹皮、泽泻、桂枝、附子（制）、牛膝（去头）、车前子（盐炙）。辅料为蜂蜜。

【功用】温补肾阳，化气行水。

【主治】肾虚水肿，腰膝酸软，小便不利，畏寒肢冷。

【方解】方中附子大辛大热，温阳补火；桂枝辛甘而温，温通阳气，二药相合，温补肾阳，共为君药。熟地黄滋阴补肾生精，山茱萸、山药补肝养脾益精，同为臣药。泽泻、茯苓利水渗湿；牡丹皮活血散瘀，此三味寓泻于补，并制诸滋阴药碍湿之虞，俱为佐药。诸药合用，助阳之弱以化水，滋阴之虚以生气，使肾阳振奋，气化复常，则诸症除。

7. 斑龙丸（《医学正传》）

【组成】鹿角胶（炒成珠子）、鹿角霜、菟丝子（酒浸，研细）、柏子仁

（取仁，洗净）、熟地黄、白茯苓、补骨脂。

【功用】温补元阳，益寿延年。

【主治】真阳不足之腰膝疼痛，阳痿早泄，或小便增多，耳鸣，体倦心烦，或老年阳虚，时常畏寒，气力衰微。

【方解】方中鹿角胶、鹿角霜通督脉，补命门，大补精髓，最能补精生血而益元阳；菟丝子、补骨脂助肾阳；熟地黄滋补肾阴，益阴以配阳；柏子仁养心安神，白茯苓健脾助运。诸药合用，共奏温补元阳、延年益寿之功。

8. 归脾汤（《严氏济生方》）

【组成】白术、人参、黄芪、当归、甘草、茯苓、远志、酸枣仁、木香、龙眼肉、生姜、大枣。

【功用】益气补血，健脾养心。

【主治】心脾气血两虚证。

【方解】本方以人参、黄芪、白术、甘草甘温之品补脾益气以生血，使气旺而血生；当归、龙眼肉甘温补血养心；茯苓（多用茯神）、酸枣仁、远志宁心安神；木香辛香而散，理气醒脾，与大量益气健脾药配伍，既复中焦运化之功，又能防大量益气补血药滋腻碍胃，使补而不滞，滋而不腻；姜、枣调和脾胃，以资化源。

9. 交泰丸（《韩氏医通》）

【组成】黄连、肉桂。

【功用】交通心肾。

【主治】心肾不交，怔忡无寐。

【方解】本方黄连、肉桂寒热并用，交通于心肾。失眠一证，多由心火上亢所致。而心火上亢，可因肾水亏耗或肾阳虚衰所为。前者属于阴虚火旺，后者属于火不归原，两者虽有不同，但都属于心肾不交。黄连阿胶汤以黄连、黄芩之苦寒以清降心火，配以阿胶、鸡子黄、芍药以滋养肾水，全方滋阴降火兼施，以交通心肾，故治阴虚火旺之心胸烦热、失眠、口干舌燥、舌红苔少、脉细数者。交泰丸以黄连泻心火，配以肉桂温其肾阳，引火归原，使心火得降，肾阳得复，心肾相交，故治心火旺盛，肾阳虚弱之失眠、怔忡、下肢不温、不能入睡者。

10. 逍遥散（《太平惠民和剂局方》）

【组成】甘草、当归、茯苓、白芍、白术、柴胡、薄荷、生姜。

【功用】调和肝脾，疏肝解郁，养血健脾。

【主治】肝郁血虚脾弱证。两胁作痛，头痛目眩，口燥咽干，神疲食少。

【方解】柴胡疏肝解郁，使肝气得以条达，为君药；当归甘辛苦温，养血和血；白芍酸苦微寒，养血敛阴，柔肝缓急，为臣药。白术、茯苓健脾祛湿，使运化有权，气血有源；炙甘草益气补中，缓肝之急，为佐药。用法中加入薄荷少许，疏散郁遏之气，透达肝经郁热；烧生姜温胃和中，为使药。

11. 丹栀逍遥散（《校注妇人良方》）

【组成】柴胡、当归、芍药、白术、茯苓、炙甘草、牡丹皮、炒栀子。

【功用】疏肝清热，养血健脾。

【主治】肝郁血虚生热证。烦躁易怒，或头痛目涩，颊赤口干，月经不调，少腹胀痛，或小便涩痛，舌红苔薄黄，脉弦。

【方解】方中以柴胡疏肝解郁为君药。当归养血和血；白芍养血敛阴，柔肝缓急，共为臣药。白术、茯苓、甘草健脾益气，共为佐药。在逍遥散的基础上加牡丹皮、栀子，以清热泻火。

12. 柴胡疏肝散（《医学统旨》）

【组成】陈皮、柴胡、川芎、香附、枳壳、芍药、甘草。

【功用】疏肝理气，活血止痛。

【主治】肝气郁滞证。胁肋疼痛，胸闷善太息，情志抑郁易怒，或嗳气，脘腹胀满，脉弦。

【方解】方中柴胡功善疏肝解郁，用以为君。香附理气疏肝而止痛，川芎活血行气以止痛，二药相合，助柴胡以解肝经之郁滞，并增行气活血止痛之效，共为臣药。陈皮、枳壳理气行滞；芍药、甘草养血柔肝，缓急止痛，均为佐药。甘草调和诸药，为使药。诸药相合，共奏疏肝行气、活血止痛之功。

13. 六君子汤（《医学正传》）

【组成】人参、白术、茯苓、炙甘草、陈皮、半夏。

【功用】益气健脾，燥湿化痰。

【主治】脾胃气虚兼痰湿证。食少便溏，胸脘痞闷，呕逆等。

【方解】本方为四君子汤加味而成。陈皮、半夏燥湿化痰，和胃降逆，补中寓消，补而不滞。

14. 龙胆泻肝汤（《医方集解》）

【组成】龙胆草、栀子、黄芩、木通、泽泻、车前子、柴胡、甘草、当归、生地黄。

【功用】清泻肝胆实火，清利肝经湿热。

【主治】①肝胆实火上炎证。头痛目赤，胁痛，口苦，耳聋，耳肿，舌红苔黄，脉弦细有力。②肝经湿热下注证。阴肿，阴痒，筋痿，阴汗，小便淋浊，舌红苔黄腻，脉弦数有力。

【方解】方中龙胆草大苦大寒，既能清利肝胆实火，又能清利肝经湿热，故为君药。黄芩、栀子苦寒泻火，燥湿清热，共为臣药。泽泻、木通、车前子渗湿泄热，导热下行；本证乃实火所伤，损伤阴血，当归、生地黄养血滋阴，邪去而不伤阴血，共为佐药。柴胡疏畅肝经之气，引诸药归肝经；甘草调和诸药，共为佐使药。

15. 黄连解毒汤（《外台秘要》）

【组成】黄连、黄芩、黄柏、栀子。

【功用】泻火解毒。

【主治】三焦火毒证。大热烦躁，口燥咽干，错语不眠；或热病吐血、衄血；或热甚发斑，或身热下利，或湿热黄疸；或外科痈疡疔毒。小便黄赤，舌红苔黄，脉数有力。

【方解】方中黄连清泻心火，兼泻中焦之火，为君药。黄芩泻上焦之火，为臣药。黄柏泻下焦之火；栀子泻三焦之火，导热下行，引邪热从小便而出，二者为佐药。

16. 补血荣筋丸（《杏苑生春》）

【组成】肉苁蓉、牛膝、天麻、木瓜、鹿茸、熟地黄、菟丝子、五味子各等份。

【功用】培补肝肾，舒筋止痛。

【主治】阴血衰弱，不能养筋，筋缓不能自主，肢体痿软无力。

【方解】熟地黄补阴滋肾以生肝血，鹿茸暖肾补阳以振生气，菟丝子补肾荣木，苁蓉润燥温肝，怀牛膝补肝肾、壮筋骨，天麻散风湿、发肝阳，五味子补津液以养肝，木瓜舒筋络以醒脾也。

17. 五子衍宗丸（《摄生众妙方》）

【组成】枸杞子、菟丝子（炒）、覆盆子、五味子（蒸）、车前子（盐炒）。

【功用】补肾益精。

【主治】肾虚精亏所致的阳痿不育、遗精早泄、腰痛、尿后余沥。

【方解】方中枸杞子、菟丝子补肾精，壮阳道，助精神；覆盆子养真阴，固精关，起阳痿；五味子补肾水，益肺气，止遗泄；车前子利小便，与上述四子相配，补中寓泻，补而不腻。诸药相配成方，共奏补肾益精之功。

18. 大补阴丸（《丹溪心法》）

【组成】熟地黄、盐知母、盐黄柏、醋龟甲、猪脊髓。

【功用】滋阴降火。

【主治】阴虚火旺，潮热盗汗，咳嗽咯血，耳鸣。

【方解】方中熟地黄、龟甲补肾滋阴，阴复则火自降；黄柏、知母苦寒泻火，火降则阴可保；猪脊髓与蜂蜜均属血肉之品，能填精益髓，保阴生津。诸药合用，共收滋阴降火之效。

19. 六味地黄丸（《小儿药证直诀》）

【组成】熟地黄、酒山萸肉、牡丹皮、山药、茯苓、泽泻。

【功用】滋阴补肾。

【主治】肾阴亏损之头晕耳鸣，腰膝酸软，骨蒸潮热，盗汗遗精，消渴。

【方解】方中重用熟地黄滋阴补肾，填精益髓，为君药。山萸肉补养肝肾，并能涩精；山药补益脾阴，亦能固精，共为臣药。三药相配，滋养肝脾肾，称为"三补"。但熟地黄的用量是山萸肉与山药两味之和，故以补肾阴为主，补其不足以治本。配伍泽泻利湿泄浊，并防熟地黄之滋腻恋邪；牡丹皮清泻相火，并制山萸肉之温涩；茯苓淡渗脾湿，并助山药之健运。三药为"三泻"，渗湿浊，清虚热，平其偏胜以治标，均为佐药。六味合用，三补三泻，其中补药用量重于"泻药"，是以补为主；肝脾肾三阴并补，以补肾阴为主，这是本方的配伍特点。

20. 知柏地黄丸（《医方考》）

【组成】知母、熟地黄、黄柏、山茱萸（制）、山药、牡丹皮、茯苓、泽泻。

【功用】滋阴清热。

【主治】用于阴虚火旺，潮热盗汗，口干咽痛，耳鸣遗精，小便短赤。

【方解】方中知母清上焦烦热；黄柏泻中下焦之火，共为君药。熟地黄滋阴补肾，填精益髓；山茱萸滋补肝肾涩精；山药健脾益肾，同为臣药。泽泻利湿泻浊；牡丹皮清泻虚热；茯苓淡渗脾湿，共为佐药。该方由六味地黄丸加知母、黄柏而成，增加了清热泻火之功。

21. 安神定志丸（《医学心悟》）

【组成】远志、石菖蒲、茯神、茯苓、朱砂、龙齿、党参。

【功用】安神定志。

【主治】失眠心悸。

【方解】方中朱砂、龙齿重镇安神；远志、石菖蒲入心开窍，除痰定惊；茯神养心安神；茯苓、党参健脾益气。

22. 补中益气汤（《内外伤辨惑论》）

【组成】黄芪、白术、陈皮、升麻、柴胡、人参、甘草、当归。

【功用】补中益气，升阳举陷。

【主治】①脾虚气陷证。饮食减少，体倦肢软，少气懒言，面色萎黄，大便稀溏，舌淡，脉虚，以及脱肛、子宫脱垂、久泻久痢，崩漏等。②气虚发热证。身热自汗，渴喜热饮，气短乏力，舌淡，脉虚大无力。

【方解】方中黄芪味甘微温，入脾、肺经，补中益气，升阳固表，故为君药；配伍人参、炙甘草、白术补气健脾，为臣药。当归养血和营，协人参、黄芪补气养血；陈皮理气和胃，使诸药补而不滞，共为佐药。少量升麻、柴胡升阳举陷，协助君药以升提下陷之中气，共为佐使。炙甘草调和诸药，为使药。

23. 益胃汤（《脾胃论》）

【组成】沙参、麦冬、冰糖、细生地黄、玉竹。

【功用】甘凉生津，养阴益胃。

【主治】阳明温病，胃阴损伤证。

【方解】本方重用细生地黄、麦冬，两药共为君，味甘性寒，功擅养阴清热，生津润燥，为甘凉益胃之上品。北沙参、玉竹为臣，养阴生津，加强生地黄、麦冬益胃养阴之力。冰糖为使，濡养肺胃，调和诸药。

24. 温胆汤（《三因极一病证方论》）

【组成】半夏、竹茹、枳实、陈皮、甘草、茯苓。

【功用】理气化痰，和胃利胆。

【主治】胆郁痰扰证。头晕目眩耳鸣，惊悸不宁，烦躁不寐，口苦呕恶，胸闷太息，舌苔黄腻，脉弦滑。

【方解】方中半夏辛温，燥湿化痰，和胃止呕，为君药。臣以竹茹，取其甘而微寒，清热化痰，除烦止呕。半夏与竹茹相伍，一温一凉，化痰和胃，止呕除烦之功倍。陈皮辛苦温，理气行滞，燥湿化痰；枳实辛苦微寒，降气导滞，消痰除痞。陈皮与枳实相合，亦为一温一凉，而理气化痰之力增。佐以茯苓，健脾渗湿，以杜生痰之源；煎加生姜、大枣调和脾胃，且生姜兼制半夏毒性。以甘草为使，调和诸药。

25. 左归丸（《景岳全书》）

【组成】大怀熟地黄、山药、枸杞、山茱萸、川牛膝、菟丝子、鹿角胶、龟板胶。辅料为白蜜。

【功用】壮水之主，培左肾之元阴。

【主治】真阴肾水不足，不能滋养营卫，渐至衰弱，或虚热往来，自汗盗汗；或神不守舍，血不归原；或虚损伤阴；或遗淋不禁；或气虚昏晕；或眼花耳聋；或口燥舌干；或腰酸腿软，凡精髓内亏，津液枯涸之证。

【方解】方中重用熟地黄滋肾益精；枸杞子补肾益精、养肝明目；鹿龟二胶，为血肉有情之品，峻补精髓，其中龟板胶偏于补阴，鹿角胶偏于补阳，在补阴之中配伍补阳药，意在"阳中求阴"；菟丝子性平补肾。以上为补肾药组。佐山茱萸养肝滋肾、涩精敛汗，山药补脾益阴、滋肾固精，牛膝益肝肾、强腰膝、健筋骨、活血，既补肾又兼补肝脾。

26. 右归丸（《景岳全书》）

【组成】熟地黄、附子（炮附片）、肉桂、山药、山茱萸（酒炙）、菟丝子、鹿角胶、枸杞子、当归、杜仲（盐炒）。

【功用】温补肾阳，填精止遗。

【主治】肾阳不足，命门火衰之腰膝酸冷，精神不振，怯寒畏冷，阳痿遗精，大便溏薄，尿频而清。

【方解】方中附子、肉桂、鹿角胶培补肾中元阳，益精养血，共为君药。熟地黄、山茱萸、枸杞子、山药滋阴益肾，养肝补脾，填精补髓，同为臣药。菟丝子、杜仲补肝肾，强腰膝；当归养血和血，俱为佐药。诸药合用，补肾之中兼顾养肝益脾，使肾精得充而虚损易复；温阳之中参以滋阴填精，则阳得阴助而生化无穷。

27. 血府逐瘀汤（《医林改错》）

【组成】桃仁、红花、当归、生地黄、牛膝、川芎、桔梗、赤芍、枳壳、甘草、柴胡。

【功用】活血化瘀，行气止痛。

【主治】胸中血瘀证。

【方解】方中桃仁破血行滞而润燥，红花活血祛瘀以止痛，共为君药。赤芍、川芎助君药活血祛瘀；牛膝活血通经，祛瘀止痛，引血下行，共为臣药。生地黄、当归养血益阴，清热活血；桔梗、枳壳，一升一降，宽胸行气；柴胡疏肝解郁，升达清阳，与桔梗、枳壳同用，尤善理气行滞，使气行则血行，以上均为佐药。桔梗并能载药上行，兼有使药之用；甘草调和诸药，亦为使药。合而用之，使血活瘀化气行，则诸症可愈，为治胸中血瘀证之良方。

28. 四物汤（《仙授理伤续断秘方》）

【组成】熟地黄、当归、白芍、川芎。

【功用】补血和血。

【主治】营血虚滞证。

【方解】方中当归补血养肝，和血调经为主；熟地黄滋阴补血为臣；白芍药养血柔肝和营为佐；川芎活血行气，畅通气血为使。四味合用，补而不滞，滋而不腻，养血活血，可使营血调和。

29. 桃红四物汤（《医垒元戎》）

【组成】当归、熟地黄、川芎、白芍、桃仁、红花。

【功用】养血活血。

【主治】血虚兼血瘀证。

【方解】方中以桃仁、红花为主，活血化瘀；以甘温之熟地黄、当归滋阴补肝、养血调经；芍药养血和营，以增补血之力；川芎活血行气、调畅气血，以助活血之功。全方配伍得当，使瘀血去、新血生、气机畅，化瘀生新是该方的显著特点。

30. 四妙丸（《成方便读》）

【组成】苍术、牛膝、黄柏（盐炒）、薏苡仁。

【功用】清热利湿。

【主治】湿热下注所致的痹病，症见足膝红肿，筋骨疼痛。

【方解】方中以黄柏为君药，取其寒以胜热，苦以燥湿，且善除下焦之湿热。苍术苦温，健脾燥湿除痹，共为臣药。牛膝活血通经络，补肝肾，强筋骨，且引药直达下焦，为佐药。诸药合用，共奏清热利湿之功。

31. 二妙丸（《医学纲目》）

【组成】黄柏、苍术。

【功用】清热燥湿。

【主治】湿热下注证。

【方解】方中苍术辛苦而温，芳香而燥，直达中州，为燥湿强脾之主药；但病既传于下焦，又非治中可愈，故以黄柏苦寒下降之品，入肝肾直清下焦之湿热，标本并治，中下两宣。

32. 秃鸡散（《医心方》）

【组成】肉苁蓉、五味子、菟丝子、远志、蛇床子。

【功用】补肾填精、壮阳培本。

【主治】男子五劳七伤，阴痿不起，为事不能。

【方解】方中肉苁蓉补肾助阳，五味子酸甘敛阴，补肾宁心，两者合为君药。菟丝子滋补肝肾固精，蛇床子温肾壮阳，助君药温肾阳之功效，共为臣药。远志专于安神宁心为佐药。全方以温肾助阳为主，辅以安神宁心之品，共奏补肾宁心之效。

33. 菟丝子丸（《普济方》）

【组成】菟丝子、萆薢、补骨脂、防风、硫黄、续断、巴戟天、细辛、蜀椒。

【功用】温补肾阳。

【主治】肾脏虚冷，阳道痿弱，呕逆多唾，体瘦精神不爽，不思饮食，腰脚沉重，脐腹急痛，小便频数。

【方解】方中菟丝子平补阴阳，补肾阳，益肾精，固精缩尿；硫黄入肾经，大补命门之火而助元阳，两者合用，温补肾阳之功力专，共为君药。续断、巴戟天、补骨脂温补肾阳，共为臣药。蜀椒、细辛、防风温中散寒，草薢利湿祛浊，防阳盛之弊，共为佐药。全方共奏温补肾阳之功。

34. 生髓育麟丹（《辨证录》）

【组成】人参、山茱萸、熟地黄、桑椹（干者）、鹿茸、龟胶、鱼鳔、菟丝子、山药、当归、麦冬、五味子、肉苁蓉、紫河车、柏子仁、枸杞子。

【功用】滋肾填精。

【主治】男子精少，泄精之时，只有一二点，不能生子。

【方解】方中重用熟地黄滋阴补肾，填精益髓；鹿茸补肾阳益精血，二药合用，阴阳并补，填精益髓，为君药。龟甲胶、紫河车血肉有情之品，善补肝肾之阴，峻补精髓；山茱萸养肝滋肾；山药补脾益阴，滋肾固精；枸杞子补肾益精；菟丝子平补阴阳，固肾涩精；鱼鳔、肉苁蓉补肾助阳，以上诸药为臣药。人参大补元气，益气健脾；当归养血活血；麦冬、五味子、桑椹滋阴益气养血，填精补髓。柏子仁养心安神共为佐药。诸药配伍，肾阴、肾阳、气、血、津液并补，共奏阴阳并补、益气养血、填精补髓之功。

35. 秘传十子丸（《摄生众妙方》）

【组成】覆盆子、枸杞子、槐角子（和何首乌蒸 7 次）、桑椹、冬青子（共蒸）、没石子（即没食子）、蛇床子、菟丝子（酒蒸，捣烂）、五味子（炒干）、柏子仁（捣烂）。

【功用】平补肝肾，益精种子。

【主治】男子肾精不充，女子肝血不足，以及五劳七伤，心神恍惚，梦遗鬼交，五痔七疝，诸般损疾。

【方解】覆盆子益肾固精，枸杞子滋补肝肾益精，共为君药。菟丝子补肾益精；冬青子即女贞子，滋补肝肾；蛇床子温肾壮阳，共为臣药。槐角子、桑椹、五味子、柏子仁、没石子，清热养血生津，共为佐药。全方药物，皆用其子，取其种子之意，共奏补肾填精之效。

第二章　近代中医对阳痿的认识

（1840—1949 年中华人民共和国成立以前）

一、阳痿的病因病机

明清时期是中医理论和临床治疗学迅速发展的阶段，学术分科日渐完善，学术交流逐渐普及。特别是自明代中叶始，随着医学分科的逐渐完善和对阳痿病认识的深入，医家在论述该病时开始用全面分析的观点从阳痿的病因、病机、诊断和治疗方药等方面来认识阳痿。针对阳痿的病因病机，近代医家在古代医家认识的基础上，结合时代的疾病特点，分别总结出了各自不同的观点，但其中又异中有同。在这一时期，医家对阳痿病病因种类的认识有一个新突破：开始认识到疾病病理性产物亦可导致阳痿。

（一）因"痰湿"致痿

清代张聿青在《张聿青医案·卷十三》"阳痿"案评论："命门相火，为生身之本，真阳亏损则火衰，湿痰郁遏，火不用事，则火亦衰。脉滑而大。痰多阳痿，火之式微，湿之有余也。"认为"痰湿"可阻遏相火，相火不用而致阳痿。清末韩善徵《阳痿论》也认为因痰所致阳痿，多见于体丰气旺之人，必兼见痰凝气逆之候。

（二）因"瘀血"致痿

清代黄宫绣《本草求真》在"补火"篇中提及了瘀血阳痿，"火衰阳痿血瘀，则必用以阳起石"。清末韩善徵在《阳痿论》中对瘀血致痿亦有所认识，"盖跌仆则血妄行，每有瘀滞精窍，真阳之气难达阴茎，势遂不举"，认为"跌仆"所致的阳痿，责之"瘀"。

（三）因"暑湿"致痿

清代周扬俊在《温热暑疫全书·暑病方论·暑痿》中记载："暑痿，膏粱富贵之人，暑月阳事痿顿。"韩善徵对这一病因也有一定的认识。

（四）因"体质因素"致痿

王旭高在《王旭高临证医案·杂病门》中云："若精神不足之体，或临事而兴已阑，或对垒而戈忽倒，虽有蓝田实难种玉。"韩善徵也从体质因素认识阳痿的发病原因，认为"体丰气旺之人"和"膏粱富贵之人"易患阳痿。

《阳痿论》是清末韩善徵所著，为我国现存最早的阳痿病论治专著。该书对阳痿的病因病机论述甚为精学，对病理变化，韩氏力主阴虚，尚有痰痿、暑痿、瘀痿等古代典籍鲜有记载的特殊性阳痿者《阳痿论》之论阳痿，独辟蹊径，发前人所未发者多矣。

对于阳痿的治疗，韩氏认为，只要辨治精当，阳痿还是易于治疗的。但是他极力反对传统的、时行的滥行辛温燥烈、金石壮阳之品，明确指出这类辛温之品的危害性，云："独怪世之医家，一遇阳痿，不悦虚实内外，概与温补燥热。若系阳虚，幸而偶中，遂自以为切病。凡遇阴虚及他因者，皆施此法，每有阴茎反见强硬，流精不止，而为强中者，更有坐受温热之酷烈，而精枯液涸以死者。"这种真知灼见，其于今日之临床，依然具有现实意义。

二、阳痿的治法治则

治疗阳痿，最重要的就是要分因论治，分因论治阳痿涉及的脏腑有肾、肝、脾、胃、心和胆。研究发现，分因论治阳痿始于明代，但为数尚少，不及从肾论治的一半。到了清代，分因论治的医家急剧增多，而从肾论治者明显减少，随着辨证论治理论体系的完善，清末则多从分因论治。由此可见，近代医家经过长期的临床实践及总结前人的经验后认识到，治疗阳痿要从多角度考虑，而不能片面地从一脏或一因论治。

至清代，分因论治阳痿的医家较明代明显增多，且多有发展，代表医家如沈金鳌、华岫云、林珮琴、陈士铎，清末以韩善徵为代表。

韩善徵分因论治阳痿有别于诸家，在阳痿"因于阳虚者少，因于阴虚者多"思想指导下偏重于养阴治疗的同时，还强调其他类型的治疗。其所著《阳痿论》所述分因论治内容：肾阴虚者，治宜壮水制阳，或参填精补髓，方用二至丸、聚精丸、填充精海方、三才封髓丹、摄固下真方；肝阴虚者，治宜滋肾凉肝，方用养肝和阴方；胃阴虚者，治宜清补甘润，方用麦冬汤；心阴虚者，治宜安神养荣，方用远志丸；痰凝气阻者，治宜行气化痰，方用清气化痰丸；暑热蕴蒸者，治宜清热养阴，方用黄连解毒汤；血瘀窍阻者，治宜通瘀利窍，方用通瘀利窍方。

清代分因论治阳痿小有新义的医著尚有两部。一为庆云阁《医学摘粹》，对惊恐伤肾之阳痿不受传统约束而从心神治疗，用桂枝龙骨牡蛎汤主之。二为无名氏所撰《杂症治要秘录》，在分类上除沿承前人命门火衰、肾气亏虚、肝经湿热、肝经燥热、相火炽盛几种外，尚创"君火虚"一类，用归脾汤治疗。不仅如此，该书首次明确指出阳痿有"虚实"之殊，认为："阴痿即阳痿，茎不举也。古称阴不起、阴不用，有虚实之殊。"民国时期医著均从多因论治阳痿。陆清洁《大众万病医药顾问·性病科》分为精伤阳痿、心怯阳痿、阳虚阳痿和湿热阳痿论治。其创见之处在于提出"心怯阳痿"之说，并用《金匮要略》蒲灰散治疗湿热阳痿。

中西汇通治疗阳痿是清末民国时期才有的新观念。如《民众医药指导丛书·性病花柳病科》说："阳痿宜分别其病因疗治，如因火郁者，宜服知柏地黄丸；肾火衰弱者，桂附八味丸；如因思虑无穷，心脾气郁，宜补脾胃以滋水谷之化源而润宗筋。他如器质的阳痿，若将病之变态除去，便能恢复性交；如系全身疾病而来，应将所患之病症治好；精神或神经的阳痿，宜用宽慰、解释，严行精神疗法，自可治愈，并力劝患者不可思虑妄想，每日宜举行适当之运动……西医有注射之剂……以治阳痿，亦殊有效也。"《丹方精华·初集·补肾与延寿》论阳痿治疗时说："于培补之中，佐以兴奋之品。其大怒大恐者，则安抚神经，用镇静之法，而于欲念须绝对禁忌。"以上所论从今之理论评价未必正确，但这种主张中、西两法合治的思路有其重要的临床价值。

在这一时期，由于医家对阳痿的辨证有了更清晰的认识，因此阳痿的治法在古代医家的各种治法上得到了进一步的完善，"汗、吐、下、和、温、清、消、补"八法在对阳痿的治疗上都有所倡导与应用。

现代性医学认为，性生活方式、性心理活动方式直接影响双方的性感受和性满足程度。某些不当的性生活方式、性心理活动方式是某种性功能障碍尤其是阳痿、早泄的发病原因。《阳痿论》记述了男子因欲火大动，欲交媾而因女子"阻逆"等故而致阳痿的发病机制。韩善徵云："欲交媾则阳已举，而肾火已动，精气将聚于前阴，逆之则气凝精积而不得泄，阻塞于内，虽欲再举，而新运之精气，则因旧结之精气所遏，无以直达于下，故阳痿。"可见，韩氏关于男性阳痿的研究，已经进入性心理学范畴，更是对性活动、性心理反应的中医男科学角度的正确认识。

三、经典名方

1. 蜻蜓展势丹

本方为近现代医家石春荣治疗阳痿的名方，全方组成为大蜻蜓 40 只，雄蚕蛾 30 只，露蜂房 20g（酒润），丁香 10g，木香 10g，桂心 10g，胡椒 5g，生枣仁 20g，酒当归 20g，炙首乌 20g。蜻蜓可入肾经、督脉，能补肾兴阳，以强养阴器，且活而不滞，补中有行；雄蚕蛾颇具补养肝肾之功，而尤以强养宗筋为长，与大蜻蜓共为君药，相得益彰。丁香辛温芳香，暖脾胃而行气，温肾助阳；木香味辛、苦、性温，具有温中行气之效。以上二者为臣药，共奏行气之功。佐以酒当归、炙首乌活血通经，桂心、胡椒同起温肾助阳功效，生枣仁宁心安神，补益肝肾。全方心脾肾同治，行气活血通瘀，宗筋荣养得坚。

2. 玄驹兴阳散

方剂组成为大蚂蚁 300 个，桑螵蛸 30g，九香虫 20g，人参 10g，淫羊藿 20g，韭菜籽 30g，枸杞子 30g，桂枝 5g，白芍 5g。本方为石春荣补肾活血的代表验方。方中大蚂蚁味咸酸，可入少阴、厥阴两经而峻补，最能生精壮力，扶虚益损；九香虫于温阳散滞之中最健脾阳，凡脾胃虚弱，中上呆滞而致宗筋弛纵之患，实为必用大药。人参、桑螵蛸、淫羊藿、韭菜籽、枸杞子补益肝肾，温肾助阳，桂枝通阳、白芍养血柔肝。全方补而不滞，宗筋得肾阳滋养，且不致血气瘀滞而生血热。

3. 蜈蚣疏郁汤

大蜈蚣 2 条（研末分吞），地龙 10g，海参 10g（研末分吞），蚕蛹 15g，柴胡 10g，香附 10g，王不留行 10g，白芍 20g，当归 15g。全方主要针对肝郁阳痿而设，蜈蚣为疏达肝脉之首选药物。若情志不疏，长期抑郁，致肝失条达，疏泄无权，气血逆乱，宗筋失于充养则痿弱不起，且肝气尚有调节情志功能，如若失常，故每见神摇则阴器振奋，临房反痿弱难举。方中行气、活血、疏肝、补肾药物合用，则肾虚肝郁阳痿方能见效。

第三章　现代中医对阳痿的认识

（1949 年中华人民共和国成立后至今）

一、阳痿的病因病机

虽然阳痿的发生、演变、转归与五脏功能失调均有关系，但与肝、肾的关系最为密切，"肝郁肾虚"是主要病机特点。强调肝肾同源，共居下焦，皆寄相火，肾藏精，肝藏血，精血互生，肝气疏，肾气充，则宗筋荣润，阳道可兴；又肾、肝为母子之脏，母病可以及子，子病可盗母气，故阳痿患者肝肾症状可以互见。同时，提出了"抑郁伤肝，惊恐伤肾"是导致阳痿的复合因素，也是阳痿患者长期处于紧张、焦虑状态，害怕、逃避同房的心理特点所导致的结果。阳痿的病因与心肝肾的关系密不可分，本虚标实者为多，其病因多肾虚为本，肝郁为标，偶尔兼夹心肾不交。

（一）肾虚为本

肾的主要生理功能是藏元精、主生殖，同时又为水脏，主水、主纳气、主骨髓。肾中所藏的精气可分为先天之精和后天之精。其中先天之精即是指禀受的玄阴玄阳之气，基数是固定的；后天之精与先天之精是相对的，指脾胃所运化出的水谷精气。肾气由肾精布散而来，是脏腑之气化生的根本。禀赋不足、久病体虚等可损伤先后天精气的因素均可致肾阳失充，宗筋失于温煦而引发阳痿，久病耗伤阴液以致无以濡养宗筋亦可引发阳痿。正如《素问·上古天真论》说："丈夫八岁，肾气实，发长齿更；二八，肾气盛，天癸至……七八……肾脏衰，形体皆极；八八则齿发去。"古人以八年为一个计量单位，生动描述了男性生长、发育、衰老的整个生理变化过程。肾气的主要作用是促进人体生长发育，同时对性器官的发育情况有重要作用。西医学研究表明，神经内分泌系统制约和支配着人体的生命活动，主要体现在下丘脑－垂体－靶腺组成的不同轴式结构上。中医的肾与下丘脑－垂体－性腺轴的功能活动关系十分密切。临床上发现，男科疾病患者中肾阳虚或肾气虚型的患者血清睾酮含量偏低或正常，同时泌乳素和雌二醇的含量偏高或明显偏高。补肾不仅能明显改善症状，还可以调节血清中各种相关激素的水平。

（二）肝郁为标

在中医理论中，肝的主要生理作用是疏泄和藏血，主升主动，禀木象而生。在人体应于筋，其所属经脉之循行环绕阴器，在中医理论中习称为"刚脏"。正是由于肝的这种疏泄作用，才使其具备了理气机、畅情志，进而促进男子行精的功能。此外，肝在人体应于筋，若情志不畅，肝气失于疏泄，气机不舒，不能正常布散经络，以致经络不通，精微难以濡养宗筋，进而导致阳痿。宗筋是指全身的筋络，阴筋自然在其中，其同样在肝血的充分濡养的情况下才能伸缩自如。肝血化生不足可导致出现小腹掣痛、筋脉拘急、抽搐、阳痿等宗筋功能异常。不难看出，肝的生理病理状态与阳痿的发生、发展和预后的关系极其密切。

（三）心肾不交

心肾不交证型多见于过度劳心患者，伴随生活节奏的加快、工作压力的加大，过度劳心导致心血暗耗。心者，君主之官，神明出焉。心经虽不直接连于阴器，但心作为君主之官，五脏六腑皆听命于心，心藏神、主神明，心神支配着人的各种生理活动，因此性功能也在其支配之下。当欲念引动君火，使得心气下交于肾，肾之相火起而应之，则心定肾强，阳道自然振奋。如若心肾不交，肾水无以供养心火，心主不得号令相火，则难免导致阳痿。

（四）瘀阻宗筋

瘀阻宗筋证型多见于肝郁日久的患者，肝主统血，肝气郁结则气血运行不畅，日久生瘀，阻于宗筋，最终使得阴茎痿软不用。因此，在肾虚、肝郁等因素的影响下，阴茎的血液运行失常，脉络中出现瘀血阻滞，进而无法勃起。同时，瘀血也会影响气血的运行与新血的形成，使得血瘀进一步加重，慢慢会影响到整个阴茎络脉系统，使病情日趋复杂。血瘀是阳痿的终极病理产物，因此治疗阳痿时活血化瘀药物必不可少，且最好尽早应用并贯穿整个治疗过程。阳痿的血瘀征象多为舌质紫暗或有瘀斑瘀点，在治疗心肝脾肾等功能失常脏腑的基础上，配合选用活血化瘀药物，尤其是动物药，如炒土鳖虫、盐地龙、盐全蝎、烫蛤蚧、炒僵蚕、露蜂房等，通达血络，畅通气血。正所谓"食血之虫，飞者走络中气分，走者走络中血分，可谓无微不入，无坚不破"。

徐福松教授认为阳痿的基本病机为情志所伤，实邪内阻；或脏腑虚损，精血不足，最终导致宗筋失养而发为阳痿。他认为肾虚型阳痿中，现代人阳虚者少，阴虚者多，阴虚火旺较之以往任何时候都严重。临床应避免一见阳痿，就妄投补肾壮阳之品，提出滋阴法治疗阳痿的理念，并自制验方"二地鳖甲煎"以滋阴为主，温阳为辅，取得了一定的疗效。徐福松教授力主"禾苗学说"，认为"阳化气，阴成形"，通过滋阴补肾，使阴精充实，则玉茎勃起有其物质基础，自然勃起有力，坚而持久。同时当审查虚实，明辨阴阳、肝郁、湿热、瘀血、痰浊等证机，辨证施治，取得满意疗效。他还认为阳痿的发生与肝、肾、心、脾四脏功能失调和气血经络失和有密切关系，具体而言有：所愿不遂，忧思郁怒，肝气郁结，宗筋所聚无能，遂致阳痿；胆气素虚，惊恐伤肾，肾气逆乱，阳痿无用；湿热、瘀血、痰湿、寒邪等实邪内结，阻滞宗筋，宗筋失养而不用；阴虚火旺，阴精耗损，或肾阳不足，命门火衰，或心脾两虚，中气不足，均可导致宗筋失养，阳道不振，终致阳痿。徐师指出阳痿的基本病机为肝郁气滞，实邪内阻，宗筋失于充养而不用；或脏腑虚损，精血不足，宗筋失养。

王琦教授依据《素问·痿论》中"有筋痿者，生于肝使内也"及"宗筋弛纵，发为阳痿"的论述，并结合《灵枢·经筋》所言"足厥阴之筋……上循阴股，结于阴器。其病……阴器不用，伤于内则不起，伤于寒则阴缩入……"，认为肝主筋并聚结于阴器，肝气条达，肝血充盈则宗筋经脉畅通，能得到充分濡养，阳道方可振奋，若阴器不用应归责于足厥阴肝经。因此，主张阳痿从肝论治，结合补肾之法。王琦教授通过对 340 例阳痿患者研究发现，现代阳痿患者的证候学有一定的规律，其证候多与肝有密切关系。情志失调和湿热内蕴是阳痿的重要病因；肝郁瘀阻是阳痿的常见病机；正虚或虚实夹杂为老年性阳痿的常见病机特点。王琦强调肝脏在阳痿病机中的重要性，认为肝主藏血，肝血充盈是阴茎勃起的物质基础，"气行即血行"，肝气条达，血行通畅。反之如肝失疏泄，则血流瘀滞，血不养阴器则阴茎软弱不用。

李海松教授结合当今社会人们的生活习惯、饮食结构、工作环境、情感关系的变化，认为阳痿发病的背景和基础已与古代明显不同，本质上阳痿的病机逐渐向实证方面转化，而其所产生的瘀、痰、湿、热、郁等则是导致疾病实证增多的病理基础；在病因学上，虽有脏腑的阴阳亏虚，但更多的是血瘀、痰浊、湿热、气郁致病。因此，将阳痿的基本病机归纳为"瘀血阻滞，络风内动"，兼夹肝郁、湿热、痰浊、肾虚等病理变化，并总结了临床患者常以"湿热、痰浊为启动因素，肝郁为病理特点，肾虚为变化趋势，血瘀则贯穿始终"的发病学规律，运用"活血化瘀，通络息风"的基本思路治疗本病。他提出阳痿"从瘀论治""从络论治""阴茎中风"等新的理念，进一步丰富了阳痿实证因素渐多的理论基础。中青年以痰热、血瘀、肝郁为主，肾虚次之；老年男性则以肾虚血瘀为主，肝郁、痰热次之。阳痿患者多有不同程度的抑郁及心理障碍，病久肝失疏泄，因郁致痿。阴茎以血为充养，若肝郁气滞，气血失其调畅，影响阴茎血络运行，造成阳痿。而肾为阴茎勃起原动力，久病必然穷及于肾，使得肾中精气亏损。

秦国政教授通过对717例阳痿患者的中医证型分布特征进行调查研究，结果发现有证可辨者中证候与肝肾相关者最多，分别约占57.38%和37.08%，与脾有关者约占20.0%，与心有关者约占5.08%，其余占4.31%。因此，初步认为目前阳痿的中医发病学规律：房劳伤并非主因，情志变化为主要发病学基础，且贯穿疾病始终，实多虚少是普遍规律；脏腑定位要以"肝肾为中心"而涉及五脏；在病因方面，与肾虚、肝郁关系最为密切，血瘀、湿热次之，脾虚、寒邪再次之，而肺虚、火邪等引起阳痿的可能性较小。

袁少英教授认为，阳痿的基本病机为"肾虚血瘀"，其中肾虚为本，瘀血为标，提出在男性勃起功能障碍的治疗上，补肾养精固然重要，但活血化瘀，理气通络，亦有助于肾中精气的化生。因此，改善阴茎血流病理性改变也是治疗阳痿的基本原则，并应贯穿于治疗始终。

王劲松教授认为阳痿的发生与心功能的失调密切相关。心居上焦，为君主之官，神明之主，所行房事受心神支配，喻嘉言也在《医门法律》中提到"心为情欲之府"。肾居下焦，为作强之官，水火之宅，司精关开阖。心中所寄君火一旦为欲念所动，则心气下行于肝肾，肝肾相火起而应之，自然阳道振奋，泌精外出。若心神不宁，心火不能引动相火，阴茎失去血液充盈则会呈现不举状态。

综上，当代医家在总结古代医家对阳痿辨证论治的经验基础上，结合疾病的临床特点和患者的临床表现，进一步完善了对阳痿病因病机的认识，基本达成了阳痿最基本的病理变化是肝郁、血瘀、肾虚，即肝郁是主要病理特点、血瘀是最终病理趋势、肾虚是主要病理趋势，三种病理变化是一个密不可分的整体，仅程度轻重有异，三种基本病理变化互为因果，相互作用，常夹杂有湿热、痰浊、脾虚、胆虚等因素，影响宗筋的勃起，临床上青壮年男性多表现为肝郁血瘀，中年男性多表现为湿热血瘀，而老年男性多表现为肾虚血瘀。总结现代中医对阳痿的认识，基本上延续了明清以后从多因多脏论治阳痿的学术思想，不再仅仅从肾虚角度来认识阳痿的病因病机。由于现代男性生活环境及起居饮食的变化，阳痿的证候分布较古代发生明显变化，包括虚实的变化、肝郁的发病机制，以及湿热、痰湿、血瘀等病理因素。由于存在地理区域及样本人群的不同，阳痿的证候类型分布可能有所区别，加之医家各自临床用药经验，故选用方剂及治法亦不尽相同。

从本病的分证论治在历版教材的编写变化上也可明显看出上述结论：首先，肾阳亏虚证的比重逐渐降低，由原来的首要证型转变为次要证型，并在病机认识上趋于完善，增加了肾阴亏虚证，而不独以肾阳亏虚作为肾虚的代表，所选基本方药变化不大；其次，气血瘀阻、瘀血阻络证被加入阳痿的辨证论治中，且比重不断增加，所选基础方药的通络活血力度不断加强，逐渐成为主要证型；此外，肝郁、湿热、惊恐伤肾也是阳痿的发病因素之一，所选治法及基础方药并未发生明显变化。因此，阳痿的证型不断丰富，20 世纪80 年代教材仍以"肾虚"为主，20 世纪 90 年代教材增加"肝郁"病机，新版教材则将"气血瘀阻"作为重要病机和必备病机，形成了阳痿以"湿热为启动因素，肝郁为病理特点，肾虚为变化趋势，血瘀为终极病机"的基本证型。治疗方法逐渐由补肾壮阳为主转变为活血通络、疏肝解郁、清热利湿、补肾益气、补益心脾等多种治法并用。

二、阳痿的治法治则

（一）助阳益肾，兼顾血瘀

此类治法多用于中老年患者，年龄是与阳痿发生相关性最大的危险因素，中医认为，男性从"五八"这个年龄段开始出现生理性肾虚，此类患者出现阳痿时多伴有肾虚的表现更是验证了这一点。治疗此类患者时常以补肾壮阳、活血祛风为法，选用右归丸为基本方进行斟酌加减。临床上补肾助阳之时，可用狗肾、蛤蚧、鹿角胶等血肉有情之品，诸药均可温肾助阳、填精益髓。淫羊藿、巴戟天、肉桂等温补命门之火；同时用山茱萸、枸杞子滋阴益肾，养血柔肝，寓"善补阳者，必于阴中求阳"之妙；黄芪、白术可健脾补气，助脾胃生化气血；三七、蜈蚣、土鳖虫可活血化瘀，全蝎祛风通络。使全方共奏益肾补阳、活血胜风之效用。

（二）疏肝解郁，兼顾血瘀

此类治法多用于肝郁日久的患者。随着社会结构的日益复杂，人们面临的压力和问题渐趋多样化，常常引发精神心理的异常，导致肝气郁滞，症见情绪低落、郁郁寡欢、胸胁胀痛、善太息、脉弦等。肝主疏泄，调畅情志，同时肝脉连于阴器，肝气不舒易致阴茎痿废不用。很多精神性阳痿患者存在肝郁的情况，如若用疏肝理郁之法进行治疗，能取得较为满意的疗效。常以逍遥散进行加减，其中疏肝解郁常用柴胡、白蒺藜、白芍、郁金等，同时配合当归又能缓急柔肝，尤为治疗肝郁血虚之佳品。此外，肝郁日久，气血不畅，易致血瘀，兼用水蛭、土鳖虫等活血化瘀之药，往往可获全功。诸药合用，共奏疏肝养筋、益肾振痿之功。

（三）交通心肾，兼顾血瘀

此类治法多用于劳心过度、心肾不交的患者，亦可用于在心病基础上发生阳痿的患者，症见心悸失眠、腰膝酸软等。心藏神、主神明，为五脏六腑之大主，在脏腑协调中起主导作用。中医认为，人的精神、生理活动都受到心神的支配，性之生理活动亦是如此。在此过程中，心可养血脉而充精室，并在一定程度上起到司性欲的作用。正常情况下，心之君火下交于肾，肾之相火必起而应之，进而完成"水火既济"的小循环，使得人身保持稳态，心定而肾强，则阳道亦振奋。反之，若心神不安，难以调控脏腑功能，君相之间不能配合默契，易致阳道失充而痿软不举。张介宾有云："心不明则神无所至，而脏腑相使之道闭而不通。""凡思虑焦劳忧郁太过者，多致阳痿。"此类患者应交通心肾、活血化瘀，方用交泰丸加减。黄连、肉桂交通心肾，枸杞子、菟丝子补肾安神，水蛭、蜈蚣活血化瘀。

（四）身心同治

中医学认为，人体自身是一个有机的整体，因此在治疗疾病的过程中要注重身心同治。由于经济的快速发展，人们生活节奏的加快，心理层面的压力及精神疾病正在逐渐被人们所重视。身心疾病的特点之一就是经久不愈，对人体造成长久损害，阳痿亦是如此，阳痿的特殊性在于其病情缠绵、易复发。临床中发现，男性患者看似强大，其实内心也很脆弱，偶然的失败会加重他们的心理负担，一旦出现勃起功能障碍，其心理的负面情绪就会长期困扰他，而负面的情绪又会加重其病情，形成一个恶性循环，因此首剂见效以增加患者信心，此时单纯的应用中药并不能在短时间内达到患者预期的目标，而中药联合 PDE-5（5 型磷酸二酯酶）抑制剂应用就可以很好地解决这个问题。此外，通过对患者的心理调节疏导，可使患者负面情绪得到有效调节，提高患者自信心。因此，临床上治疗勃起功能障碍时，既要治疗其勃起功能本身，恢复阳道功能；又要缓解负面情绪的影响，消除潜在影响因素，进而达到身心同治的整体疗效。

（五）男女同治

阳痿作为男科常见病之一，具有一定的特殊性，该病虽身在一人，但却危害两人，因此在治疗时应重视患者配偶的作用。女性的情感因素作为影响男性性功能的主要因素之一，当性生活出现问题时，男方会因此而产生心理阴影，女方也会产生一定的负面情绪，继而表现为对丈夫的责备、失去信心，更可能产生在同房时配合度降低，严重时会产生焦虑、抑郁、烦躁，这些表现无疑会使患者的病情雪上加霜。因此，医生应在对患者进行诊治的同时，让其配偶在一旁听取讲解，并明确指出此病治疗关键是夫妻二人同时配合治疗，需要妻子的理解、配合、鼓励。嘱妻子在生活中要多关心丈夫，建立良好的夫妻感情是最好的良药。治疗疾病时，要充分考虑社会、人文因素，一名好的男科大夫更是一名好的心理医生。

（六）计划治疗

导致阳痿的原因往往是多方面的，肾虚、肝郁、血瘀等不一而足，又常常相兼为病，它的发生、发展与人体多个系统、社会心理因素等密切相关，各因素间相互交叉，使得阳痿成为男科领域最有代表性和特殊性的顽疾，治疗起来往往需要一个比较长的过程，进行有计划、有目的的规范化处理，需要患者有足够的耐心和信心。

（七）综合治疗

男性勃起功能障碍的病因和发病机制极为复杂，如果仅靠单一的治疗方法，其效果往往并不理想，需要采用多种方法综合治疗，既要关注患者因生物因素导致的病理改变进行治疗，又要有侧重的对其心理方面的问题进行干预，同时结合患者所处生活、工作环境，多方位、综合治疗疾病，才能起到事半功倍的效果。此外，中医治疗手段极为广泛，李教授指出，结合针灸、推拿、脐疗等方法治疗阳痿，效果也要比单用汤药更为显著。

李海松教授认为，阳痿属本虚标实：本虚不外脾胃虚弱、肾中亏虚；标实不外肝郁、湿热、血瘀等病理变化，故阳痿的病机常以肾中亏虚为本，兼夹湿热、血瘀等病理因素。属于本虚的证候和属于标实的证候往往不会单独出现，而是同时表现在阳痿患者的身上。如肾气亏虚的患者有神疲乏力、腰酸肢冷的同时，又有阴囊潮湿等湿热之象，脉象既沉且滑数，两种因素相互作用，肾气亏虚则气化不利，水湿不运更加重湿热之证，湿热困于下焦又伤肾阳，从而导致阳事不兴。本虚标实程度不一样的阳痿患者病情轻重程度不一样、发病急慢程度不一样。在临床上，常可以见到肝、脾、肾三脏相关的病因病机所致的阳痿，对于这种虚实证候相兼的阳痿患者，对于其中一种病因的治疗方法很难有良好的效果，小方、精药并不适用。故李海松教授在临证处方时常常兼顾各种患者表现出来的病因，采用大方、复方进行多脏同调，将补肾、疏肝、活血、祛风等方法有机组合，同时中西医结合、不拘泥于中药治疗，而是用辨证的中医思考模式适当选用西药治疗标实，显效甚著。

1. 化瘀通络，贯穿始终

血瘀是阳痿的核心病机。所谓"气为血之帅"，无论是肾中亏虚，气化不利所致气血运行不畅，血瘀于前阴，从而导致阳痿不举，还是患者长期肝郁所致的气滞日久、无力行血、血瘀于阴茎而致阳事不兴，最后都会产生血瘀的病变。在各种复杂的病因病机的作用下，最终导致阳痿的直接原因无外乎血瘀阻络，阴茎局部的血液运行不畅，阻滞络脉，进而无法勃起；同时，既成的瘀血作为病理产物反过来又会影响气血在局部的运行，影响人体新血的生成，形成不良的循环，使阳痿病情逐渐加重，也会使单一方向的治疗无法显效。故李海松教授指出，血瘀是阳痿的核心病机，治疗阳痿时应在患者病程的各个阶段始终贯穿化瘀通络之法，同时注重防病于未然，以"治未病"的理念做出诊疗措施，即使患者并未表现出血瘀的证候，亦要施用活血药物。阳痿的血瘀征象多为舌质紫暗或有瘀斑瘀点，具体治疗时多在治疗心肝脾肾等的基础上，配合使用活血化瘀通络法，选用活血化瘀药物中的动物药，如炒土鳖虫、盐地龙、盐全蝎、烫蛤蚧、炒僵蚕、露蜂房等，通达血络，畅通气血。正所谓"食血之虫，飞者走络中气分，走者走络中血分，可谓无微不入，无坚不破"。

2. 固本培元，重视扶正

《素问》有云："五八肾气衰。"男子到了40岁之后，生理性的肾虚成为一种趋势。而肾为水脏主生殖，开窍于二阴，李海松教授指出行房事所必需的玉茎的勃起需要依靠肾中精气濡养宗筋，使其弛纵有度，而对于阳痿患者来说，最重要的生理基础便是肾中精微对于生殖器官发育的重要作用、肾气对于宗筋的约束作用。若男性到了"五八"之年，保养不当，工作劳累过度、房事不节，或因他病日久，损及肾中精气，则会"发堕齿槁"，人体各个系统的功能也都会受到影响，包括阴茎的勃起功能。肾精亏虚不能濡养，宗筋失束而有阳痿。对于40岁以上的中老年患者，肾虚是阳痿的病理趋势，临床上常见这种中老年阳痿患者兼有肾虚诸症如腰酸、肢冷等，其脉往往为沉细。年龄对于这种阳痿患者将是最大的健康挑战，年龄越大，肾精愈亏，愈不能濡养宗筋而阳事不兴愈难治疗。此时治法上应以肾虚为本，以补肾助阳为处方，通过患者年龄、四诊所表现出的肾虚证候准确判断患者肾虚的程度，并据此处以不同剂量的补肾剂。李海松教授治疗这种患者时，常选用"左右中和"之法，即左归丸合右归丸为基础方，再综合其他兼证进行处方加减。"左右中和"、平补阴阳，取"阴中求阳、阳中求阴"之意，既可防止补阳太过，耗伤阴津，使玉茎宗筋更增失养，同时造成口干、燥热等不良反应，又可防止补阴太过，滋腻有碍气机升降。对于重症肾虚的患者，李海松教授于临床上补肾助阳之时，善用血肉有情之品，填精益髓，温补命门。同时，针对血瘀这一核心病机，配以活血化瘀、祛风通络之品贯穿始终，使全方共同作用，产生阴阳平补、补而不滞的功效。

3. 疏肝解郁，标本兼顾

李海松教授认为，阳痿一病，肝郁为其病理特点，多见于年轻患者。这类患者多为现代社会工作的高强度和极大的生活压力所苦，渐生肝郁。肝的疏泄功能失常则气机失于调理，情志不得畅达。气机不畅则不能周行全身、布散经络，以致经络不通，难以输送精微物质濡养宗筋，进而导致阳痿。从解剖的角度看来，肝藏血对应的就是肝脏中丰富的毛细血管和血窦，而阴茎的勃起也是依靠血液充入海绵体内大量的窦隙。若肝气得舒，气机运行正常，则血运畅达，有刺激时玉茎即可充入血液、正常挺举。因此，李海松教授提出，肝主筋，阴筋的弛纵亦受其调控，需要肝血的濡养。一旦肝失疏泄，气血运行失常则可导致阴筋痿软、阳痿的症状。不难看出，肝的生理病理状态与阳痿的发生、发展和预后的关系极其密切。因此在治疗阳痿病时，多数需要行疏肝解郁治法，并标本兼顾。

对于阳痿的治疗，徐福松教授提出滋阴法治疗阳痿的"禾苗学说"新理念。尝谓：人身乃一小天地。当今全球气候变暖，加快水分蒸发，水源枯竭，此自然界"阴亏"之一也；太平盛世，性事过频，膏粱厚味，辛辣炙，此生活方式"阴亏"之二也；社会变革，竞争激烈，工作压力加大，人际（家庭）关系紧张，此心因性"阴亏"之三也；温肾壮阳药充斥市场，医患滥用成风，此医源性、药源性"阴亏"之四也。现代人阴虚体质更加明显，阴虚火旺较之以往任何时候都严重。证之临床，阳痿"阴虚者十有八九，阳虚者仅一二耳。"切莫一见阳痿，便妄投壮阳之品。临床每见越壮阳，越阳痿者，宜添水（滋阴）不宜烈日曝晒（壮阳）一样。自制验方"二地鳖甲煎"以滋阴为主，温阳为辅，屡起沉疴。此天人相应之理也。

对于辨证为阴虚火旺，兼有血脉瘀滞的患者。治拟滋阴降火为主，以验方二地鳖甲煎治之。自制验方二地鳖甲煎，用生地黄、熟地黄、鳖甲、牡蛎、牡丹皮、天花粉、金樱子以滋阴降火，而不用龙胆草、黄柏等清泄相火之泻阳药，并配桑寄生、川续断以补肾壮腰，再于滋阴降火药中少佐枸杞子、菟丝子等补肾温阳之品，而不用阳起石、锁阳等纯阳无阴之壮阳药，并佐五味子、茯苓以宁心安神，冀其心肾相交。如此，则阴助阳以兴，阳得阴而举，阳痿可愈。诚如张景岳说："善补阳者，必于阴中求阳，则阳得阴助而生化无穷；善补阴者，必于阳中求阴，则阴得阳升而源泉不竭。"

辨证为肝郁不舒，肾阴亏虚，宗筋不畅的患者治法以疏肝解郁，滋阴补肾，调畅气机。肝为刚脏，主疏泄，性喜条达，可能包括阴茎勃起和射精功能在内。当今男人多郁证，心理障碍者司空见惯，似与肝气怏郁不舒、疏泄功能失常有关。故阳痿常有从肝论治者，非从肾治疗所能奏效。沈氏达郁饮为常用治痿名方，白蒺藜治阳痿源出于此。《古今医案按》白蒺藜用量竟达500g之巨，可见本品非多用重用不足取效。又肝主筋，主运动，为"罢极之本"。前阴为宗筋之所聚，临床所见劳累过度，而导致阴茎难以勃起等现象，似与肝筋罢极有关。沈氏达郁饮加当归、白芍、枸杞子等，治慢性肝炎、乙肝携带并发之阳痿，取其理气养血，刚柔并济，不失消补兼施。

秦国政教授将阳痿分为最常见的四型：肝肾阴虚、湿热下注、肝郁肾虚、气滞血瘀。一般情况下中青年阳痿患者体质多偏湿热阴虚，治当偏重清湿热或养阴，辅以疏肝活血补肾。对老年阳痿患者多以疏肝活血补肾为主。

4. 探索机理，辨病施法

秦国政教授认为肝郁肾虚血瘀是阳痿的基本病理变化；在病因病机上紧紧抓住郁与肝肾这一中心环节；在辨证上既重视脏腑和病因辨证，又重视心神、人事、天人等整体观；在治疗上辨证治疗和辨病治疗相结合，以疏肝补肾活血为阳痿的治疗大法；在具体施治时应采用综合治疗，即治身又治心，心身兼治，不可偏废；在具体遣药时除不能滥用补肾壮阳药外，还应根据阴阳互根理论、药物归经理论等挑选，同时参考选用一些专药、新药和慎用某些影响勃起功能的药物。

5. 重视局部，整体施治

秦国政教授在治疗阳痿时，强调整体施治，在其治疗的 4 种方案基础上，结合局部辨证，加减用药。当阳痿患者伴随前列腺液中的白细胞增多、尿频、尿急、尿痛等症状较明显时，常配伍藿香、败酱草、红藤、连翘、金钱草、路路通等清热、解毒、利湿之品；当患者会阴部、腰骶部、双侧腹股沟、睾丸部反复疼痛不适，常配伍威灵仙、鸡血藤、丹参等活血、解痉、止痛之品；当患者阴囊潮湿症状较重时，常配伍荷叶；当患者腰痛明显时，常配伍续断；大便溏，常伍之炒麦芽等固护脾胃之品。

三、经典名方

1. 补肾疏肝汤

补肾疏肝汤是治疗阳痿的经验方，同时也是东直门医院男科的协定处方。方中仙茅、淫羊藿、巴戟天配合血肉有情之鹿角胶起温肾阳、补肾精之效；同时取逍遥散中的核心药物柴胡、当归、白芍组合以疏肝解郁、养血和血；佐以蛤蚧温中益肾、固精助阳，山萸肉肝肾同补、阴中求阳，牡丹皮、远志清热、安神，水蛭、蜈蚣活血通络。全方共奏补肾助阳、疏肝振痿之效，临床应用时对改善阳痿患者勃起功能疗效显著。

2. 活血通络起痿汤

"活血通络起痿汤"是李曰庆教授和李海松教授两代中医男科专家通过大量临床经验总结出来的有效方剂，也是我科治疗阳痿的协定处方和专利处方，临床疗效良好。本方主要由水蛭、蜈蚣、当归、赤芍、川牛膝、王不留行、郁金、白蒺藜、青皮、柴胡、淫羊藿、巴戟天 12 味中药组成。方中水蛭、蜈蚣合而用之，活血通络，除日久之瘀血；当归、赤芍、郁金活血理血，力宏效专；青皮、柴胡、白蒺藜行气活血，以载血行；川牛膝、王不留行活血化瘀，专入下焦，引血下行；同时佐淫羊藿、巴戟天补肾活血，引血入宗筋。诸药合用，共奏活血化瘀、通络起痿之功效。

3. 二地鳖甲煎

徐福松教授认为：肾中阴精亏虚或肾中阳气不足，均可导致阳痿，推究其本质，肾中阴精的盛衰为最主要的因素。徐福松教授以天人相应的中医整体观提出著名的"禾苗理论"，其学术上推崇清末著名医家韩善征，认为滋补肾阴是阳痿的治疗大法，提出"阴虚致痿"的学术观点，并创立验方二地鳖甲煎。二地鳖甲煎方中以生地黄、熟地黄、鳖甲、牡蛎、牡丹皮、天花粉、金樱子填精充髓、滋阴降火，而不用龙胆草、黄柏等清泄相火之泻阳药，并配桑寄生、川断以补肾壮腰，再于大队滋阴降火药中少佐枸杞子、菟丝子等补肾温阳之品，而不用阳起石、锁阳等纯阳无阴之壮阳药，并佐五味子、辰茯苓以宁心安神，冀其心肾相交，使机体整体状态得到调整，则阴助阳以兴，阳得阴而举，阳痿之症可愈。

第四章　西医学对阳痿的认识

　　阴茎勃起是指由于受到性刺激阴茎海绵体快速充血，阴茎迅速充血变硬并延伸的现象。其中人体勃起的神经中枢为下丘脑视前内侧区（MPOA）。它将传入神经冲动整合后，传出是下丘脑室旁核（PVN）及其他部位，然后 PVN 可释放多种神经递质，如催产素、加压素及多巴胺等介导阴茎勃起。维持阴茎疲软的外周交感神经中枢在脊髓 T1 ～ L2 节段，其可释放去甲肾上腺素（NA）等，与 α－肾上腺素能受体结合来激活膜磷脂酶 C-PIP$_2$，分解为第二信使 IP$_3$，导致海绵体平滑肌及其血管收缩，维持阴茎疲软。而可以让阴茎勃起的副交感神经中枢位于骶髓 S2 ～ S4 节段，其通过释放可溶性神经递质 NO 来激活可溶性鸟苷酸环化酶（sGC），使海绵体内第二信使 cGMP 增加，导致细胞内 Ca^{2+} 减少，海绵体平滑肌舒张，海绵体内压增加，同时，白膜下小静脉被动受压闭塞，产生勃起。之前对于阴茎勃起主要认为是由神经化学调控的，但是目前已发现某些交感与副交感通路可达到协同的作用，有些 NANC 神经递质 NO、VIP、NPY 可由释放胆碱能或肾上腺素能神经的同种神经元合成、贮存及释放。神经递质的存在共同传递的现象，这增加了神经调控机制的复杂性，这可以理解为阴茎勃起调节的重要特征。目前认为引起阴茎勃起功能障碍的原因主要包括血管源性、神经源性、心理源性和激素因素，除此之外，某些解剖、药物或外伤等原因亦可导致相应的勃起功能障碍。

一、血管源性因素

所谓的阴茎勃起其实是一个复杂的心理－生理过程，其本质是一系列神经血管活动。正常的阴茎勃起主要有以下三种类型：①反射性勃起：直接刺激阴茎及周围组织引起的勃起，此种勃起是通过背神经－骶髓中枢－副交感神经反射弧完成的，脊髓胸段以上的损伤对其影响不大；②心理因素引起的勃起：大脑受到刺激或源于大脑的刺激，如视觉、触觉、嗅觉及幻觉等引起的阴茎勃起，与反射性勃起相协同；③夜间勃起：正常情况下，男性在快速眼球运动睡眠期出现平均每晚 3 次以上的夜间阴茎勃起，其机制不清楚，可能与高位中枢的抑制解除和副交感神经再次兴奋有关。从病理生理的角度上看，但凡可损害阴茎海绵体平滑肌舒张、动脉血流及静脉关闭机制的因素都可能成为勃起功能障碍（ED）的病因。其中，最常见的病因是动脉粥样硬化。另外与动脉粥样硬化相关的高血压、心脏病及其他因素包括糖尿病、高脂血症、吸烟等，也是 ED 的危险因素。

从血流动力学角度讲，勃起可分为 5 个时期。Ⅰ期潜伏期：阴茎体增长，海绵体阻力减小，维持恒定的海绵体内压；Ⅱ期膨胀期：动脉血流、海绵窦的体积及海绵窦内压的增加引起阴茎的膨胀及硬度的增加；Ⅲ期勃起期：阴茎体完全伸长，海绵体内压达到低于收缩压 10～20mmHg 的平台期，此时动脉血流降低到初始值使得阴茎体积保持恒定；Ⅳ期坚硬期：由于海绵体反射，阴茎完全膨胀，达到最大的硬度，海绵体内压超过血压，静脉血流完全被阻断，只有极少的动脉血流通过；Ⅴ期消退期：随着海绵体的动脉输入和静脉血流达到基线水平，阴茎硬度降低，阴茎体积及海绵体内压随之减小。从上述阴茎勃起的分期可以看出，海绵窦肌细胞的松弛、动脉血管的舒张及海绵窦内和内膜下静脉丛的收缩对于阴茎勃起起着重要作用。

近年来，众多研究人员已经公认，血管内皮细胞在调节血管紧张度和血流方面发挥着至关重要的作用。内皮细胞附着于勃起组织周围，在阴茎海绵体中被平滑肌所环绕，因此，血管内皮细胞被认为是阴茎勃起的主要调节因素。过去认为血管内皮仅仅是一种简单的解剖屏障。然而，现在很多研究表明它是一种具有自分泌、内分泌、旁分泌等功能的高代谢器官。内皮细胞可以调节多种生物活动，包括保持血管压力、流畅、灌注，抑制血栓形成，诱导纤维蛋白溶解，调节炎症与血小板聚集，控制血管内皮下平滑肌舒缩。在生理情况下，体液、神经元、机械（血管剪切力）可刺激血管内皮细胞合成和释放各种激动剂和拮抗剂、炎症因子及抗炎分子、血管收缩剂及血管扩张剂、纤维蛋白溶解因子及抗纤维蛋白溶解因子从而保持血管稳态。血管活性介质的平衡对血管渗透性、炎性调节至关重要，这些活性介质包括 eNO、环前列腺素 12、内皮依赖性超极化因子、血管收缩剂（包括内皮素 –1、血管紧张素 Ⅱ、前列腺素 H2、血栓素 A2）。因此，任何损伤内皮细胞和干扰其功能完整性的改变均可引起局部及系统性改变，这种情况被称之为内皮细胞功能障碍。

机体副交感神经兴奋，阴茎海绵体内的小动脉及血管窦的平滑肌细胞舒张，海绵体血管窦扩张，动脉血流量增加，阴茎海绵体充血膨大。增大的阴茎海绵体压迫白膜下的小静脉，使静脉流出道关闭。另外，盆底肌肉的收缩也可压迫海绵体，使其进一步扩张、增大、坚硬而产生勃起。相反情况下，交感神经兴奋的时候，机体小动脉及血管窦的平滑肌细胞产生收缩，使机体海绵体压力下降，静脉开放，阴茎开始疲软。所以，机体平滑肌的舒张，动脉血流流入及静脉的关闭是阴茎勃起的三大重要因素。阴茎海绵体内的小动脉及血管窦的平滑肌细胞舒张是男性阴茎勃起的主要环节。有研究报道，大脑或阴茎局部接受性刺激，从下丘脑或骶髓低级中枢发出冲动，神经冲动传至阴茎海绵体，副交感神经末梢及血管内皮细胞在一氧化氮合酶（NOS）的催化下，合成释放一氧化氮（NO）增多，NO 进入平滑肌细胞内，激活鸟苷酸环化酶（GC），使相应平滑肌细胞内的 cGMP 增多，后者激活蛋白酶 K，并作用于钙离子通道，使细胞内的钙离子浓度降低，引发相应平滑肌细胞舒张。阴茎海绵体平滑肌内的 cGMP 由 PDE- 降解，而此作用可被 PDE-5 抑制剂非特异的抑制。除了一氧化氮合酶外，与阴茎勃起、平滑肌舒张相关的因素包括乙酰胆碱、血管活性肠肽、降钙素基因相关肽、前列腺素 PGE2、cAMP 等；另一方面，与阴茎疲软、平滑肌收缩的因素则包括去甲肾上腺素、内皮素、前列腺素 PGF2a 等。目前，研究人员普遍认为，血管内皮细胞功能障碍是血管损伤的早期阶段，血管内皮细胞将促使系统性粥样硬化的发生，使血管内皮细胞依赖性的血管舒张功能丧失。各种能够影响血管内皮细胞功能的因素将使血管收缩和舒张功能受损。由炎症、感染等引起诸多心血管危险因素，如高血压、糖尿病、吸烟、血脂异常等可抑制一氧化氮的释放、增加粥样斑块中血液的黏度，并最终导致严重的血管管腔狭窄性心血管疾病。严重的心血管疾病也将波及外周小血管，使小血管（包括阴茎海绵体）对一氧化氮、乙酰胆碱等物质的反应性降低，这是与心血管疾病共同发生的因素之一。ED 与心血管疾病常常伴随发生，普遍认为，内皮细胞功能障碍在 ED 与心血管疾病的发生和发展过程中都扮演重要的角色，同时，大多数 ED 患者都伴发某种心血管疾病。有研究表明，至少有 50% 50 岁以上的 ED 患者是由血管性疾病引起。同时也有大量流行病学研究表明，心血管疾病高风险患者人群中 ED 发病率也明显升高。在细胞水平，内皮细胞功能障碍抑制了一氧化氮的释放，并为血管性 ED 奠定病理学基础。另一方面，由各种危险因素引起的自由基的增加可诱导机体氧化应激，氧化应激除了可以降低一氧化氮的产生，也可以直接损伤血管内皮细胞。血管内皮细胞损伤将增加血小板聚集和黏附，进而引起动脉粥样斑块，进而引起 ED 或心血管疾病的发生。ED 和心血管疾病具有共因关系，包括老年、吸烟、糖尿病、脂代谢紊乱、紧张及抑郁、肥胖等。同时 ED 和心血管疾病还具有互为因果的关系，一方面，由于阴茎动脉粥样硬化、心排出量减少和治疗心血管疾病药物的使用，心血管疾病通常导致 ED 的发生；另一方面，ED 常导致焦虑和抑郁，从而导致心血管疾病的发生。

二、神经源性因素

阴茎的正常勃起受到神经系统的控制，任何阻断神经通路的因素均可引起勃起功能障碍。阴茎受到盆神经、腹下神经、腰交感神经及阴部内神经的支配，在周围神经系统可通过副交感神经通路、交感神经通路及躯体神经通路控制阴茎的勃起。副交感神经系统向阴茎传递兴奋性的神经冲动，使得阴茎血管组织舒张而引发勃起。交感神经系统主要控制着阴茎的疲软，但当副交感神经通路受到损失时，交感神经通路也可能触发阴茎勃起。此外，阴茎还接受阴茎背神经的传入感觉神经纤维，其穿过尿道生殖膈，然后通过阴茎悬韧带进入阴茎背侧。交感肾上腺能神经释放去甲肾上腺素，副交感胆碱能神经释放乙酰胆碱，这两种神经递质对阴茎的勃起起着相互拮抗的作用。大量的事实表明一氧化氮是介导阴茎勃起的重要神经递质，通过激活鸟苷酸环化酶，使得 cGMP 水平升高，最终导致细胞内钙离子浓度下降且海绵体平滑肌的舒张。一氧化氮合酶存在于支配阴茎海绵体的神经元及相关血管组织中，这也提示了一氧化氮是介导平滑肌舒张的节后神经递质，对于阴茎的舒张起着重要的作用。血管活性肽存在于阴茎节后神经纤维，在阴茎勃起时释放，可舒张血管及阴茎平滑肌。此外，神经肽 Y、降钙素基因相关肽、P 物质及 5- 羟色胺均是介导阴茎勃起的重要的神经递质。

阴茎勃起神经反射通路的完整性是正常生理性勃起的必要条件之一。阴茎海绵体神经（CN）是支配阴茎勃起的最重要的神经，由来自脊髓及周围神经节的神经元 – 交感和副交感神经纤维汇合而成，是勃起反射弧中传出神经的一部分。CN 是盆神经节的分支之一，从盆神经节发出后沿前列腺和尿道的背侧方，直肠的前侧壁上行走，其走向与供应前列腺、精囊、膀胱部和尿道的血管分支伴行，并构成一条神经血管束，在距前列腺尖部 4 ～ 7mm 处穿出尿生殖膈，发出支配尿道海绵体和阴茎海绵体的分支。在正常的勃起反射过程中，性冲动必须经过 CN 才能传达到其效应器官 – 阴茎，任何原因导致 CN 损伤，都会影响阴茎的勃起功能。由于 CN 与前列腺、膀胱、直肠以及尿道在解剖上的关系，在一些盆腔根治性手术中，如前列腺癌根治术、膀胱全切术、腹会阴联合直肠癌根治术、尿道膜断裂修补术等手术常因损伤 CN 而使患者发生 ED。一侧 CN 损伤由于有对侧神经的作用可再生，但双侧 CN 损伤则无一例外发生 ED。神经除了具有传导功能外，对所支配的器官还有物质转运和营养的作用。研究发现，通过神经逆行示踪实验，阴茎组织中与勃起功能密切相关的神经型一氧化氮合酶（nNOS）主要来源于盆腔神经节，因此，CN 损伤不仅会通过影响性冲动的传导而使 ED 的发生，而且会通过影响阴茎组织中 nNOS 的活性或表达而导致阴茎勃起障碍。

糖尿病是与勃起功能障碍关系最为密切的疾病之一，糖尿病 ED 发病机制当中的核心内容即为神经病变。糖尿病周围神经病变损伤支配阴茎的相关神经，使神经传导功能发生障碍，导致和阴茎勃起方面存在关联的神经递质浓度出现变化，以此引发 ED。糖尿病性神经病变可引起外周与阴茎勃起功能相关的神经递质改变，包括舒张血管递质减少和收缩血管递质增加。当糖尿病的代谢紊乱发生时，山梨糖醇旁路代谢改变，使神经系统受损，并使供应神经的小动脉发生硬化，这反过来会导致神经营养供应的紊乱，导致神经脱髓鞘，糖原沉积和神经鞘细胞的基底膜增厚和轴突崩解导致感觉和运动神经受损，进而影响性功能。阴茎勃起属于神经系统主导下血管逐步充盈的一个活动。其是在脊髓胸腰段的交感神经抑制、腰骶段的副交感神经遭受刺激时，非肾上腺、非胆碱能神经进行神经递质的释放以引起阴茎勃起的活动。在阴茎勃起反射的诱导和维持勃起状态中，内皮细胞之间的相应信号转导所起到的作用很大，其与很多细胞因子、受体、神经递质存在关联。NO 属于 L- 精氨酸在 NO 合酶（NOS）下进行转化后得到的，在神经递质、平滑肌松弛剂整体的信号传递中发挥着重要的作用。内皮细胞合成释放的 NO 的减少是导致勃起功能障碍的直接致病机制。这可能与糖尿病慢性并发症的发病机制有关。ADA 第 64 届 Banting 奖获奖者认为：血糖升高导致活性氧（ROS）增加，ROS 增加末端糖基化产物（AGEs）从而增加内皮细胞的通透性。同时，一氧化氮合酶（eNOS）的代谢受到多种途径的抑制，例如多元醇代谢旁路，己糖胺途径和蛋白酶 C（PKC）活化等，导致 NO 产生减少。现代研究表明，一氧化氮（NO）是阴茎勃起的主要神经递质，NO 及其介导的海绵状松弛是阴茎勃起的核心。NO 作为神经细胞之间的神经冲动传递的媒介，如果缺失，它将影响阴茎的勃起并最终导致 ED。

三、心理源性因素

心理性 ED 的主要机制被认为是抑郁、忧虑等导致勃起功能的中枢性抑制，交感神经系统过度兴奋引起的。虽然更多导致 ED 的器质性因素被发现，甚至认为在无明显器质性疾病患者某些因素可能早期预测器质性 ED。然而社会心理因素在 ED 的发生、发展过程中占了十分重要的地位，包括抑郁、焦虑、自尊降低及其他心理压力等。而 ED 对男性健康的危害包括生理和心理两个方面的。无论承认与否，男性性功能的强弱是面对性伴侣甚至面对社会工作、生活时能否保持自信、自尊的一个重要因素。当患者存在 ED 时，患者心理的这些因素又可能对其自身的情绪、自我评价、人际关系产生负面影响，进一步加重 ED，ED 又反过来影响患者心理，如此形成恶性循环。这种恶性循环不但影响了患者本人，也可能影响到其性伴侣。ED会让患者在过性交时产生焦虑情绪及对过去失败经历的反复回忆形成一种心理创伤。当性交不成功时，患者的性伴侣则可能考虑自己是否没有或不再有吸引力，甚至怀疑自己的性伴侣是否在外面过度性生活，面对自己时无力再完成满意的性生活，将引起对感情的猜忌等。ED患者性伴侣的这些焦虑及猜疑可能会在性交时反映及表达出来，甚至部分伴侣对患者埋怨、责备，这些又进一步降低患者对勃起功能的自我评价及性交前的焦虑，进一步加深了这种恶性循环。患者由于害羞、难以启齿甚至否认等使很多患者不敢积极就医。常见的导致心理性的因素有：①日常关系不协调、不和睦、不交流、不忠贞甚至相互厌恶。性交时一方或双方不配合导致性刺激完整性破坏而引起勃起失败。②性刺激不适当或不充分，某个体要求的刺激方式可能比较特殊，当性伴侣不配合时可能不足以引起阴茎勃起。③不良的性经历。包括宗教或家庭的压制性教育导致性压抑、性罪恶感及缺乏性教育产生的不切实际的性期待；早期遭遇性虐待或后来的性伴侣羞辱；某种情境下引起性交突然中断，以后性交时反复回忆导致勃起困难等。④抑制性因素的影响。各种压力、焦虑和抑郁等心理特质，如由于工作和经济引起的男性在日常生活中过分压抑等生活方式。

四、激素因素

雄激素的生理作用十分广泛，不仅对男性泌尿生殖系统起着重要作用，而且对人体的骨骼系统、造血系统等产生一定的影响。首先，正常的男性阉割后会引起性功能障碍、性欲减退等，而补充睾酮后可在一定程度上改善性功能。随着睾酮分泌的增加，阴茎逐渐长大并出现晨勃，第二性征发生变化，出现阴毛、腋毛及胡须，喉结隆起，骨骼和肌肉生长速度增快。其次，睾酮通过支持细胞进入曲细精管，在支持细胞中睾酮转变为双氢睾酮。在卵泡刺激素的作用下，睾丸支持细胞产生雄激素结合蛋白（ABP），其与睾酮及双氢睾酮结合后，转运至曲细精管，从而提高雄激素的浓度，有利于维持生精过程。此外，雄激素对胚胎性分化、增强免疫功能及促进红细胞的生成均有一定影响。阴茎海绵体是由小梁平滑肌和细胞外基质（ECM）组成，海绵体作为阴茎勃起的结构基础，其组成成分出现任何异常都可能导致海绵体功能失常，引发勃起功能障碍，而雄激素对于维持正常的海绵体结构具有重要作用。首先，雄激素缺乏会引起海绵体平滑肌含量和超微机构发生变化。小梁平滑肌的舒张及海绵窦的扩张是阴茎勃起的关键环节，正常阴茎海绵体平滑肌含量占海绵体组织的 42% ～ 50%，而某些勃起功能障碍患者可降至 13%。雄激素对维持小梁平滑肌细胞的数量、结构和功能必不可少。Traish 等人研究发现，去势治疗的雄兔小梁平滑肌细胞明显减少，平滑肌束变薄，而 ECM 中结缔组织增加。其次，雄激素缺乏会引起海绵体 ECM 增多，ECM 作为细胞的支撑结构，处于动态变化过程之中，由成纤维细胞和平滑肌细胞产生。Ⅰ、Ⅲ型胶原为其主要成分，其中Ⅰ型胶原蛋白含量更高。海绵体的弹性与 ECM 密切相关，Ⅰ、Ⅲ型胶原的高张力强度在阴茎的勃起及疲软过程起重要作用。此外，雄激素缺乏会引起脂肪细胞在阴茎海绵体白膜下区沉积。研究发现，新西兰雄兔行睾丸切除术后 2 周海绵体白膜下出现脂肪细胞沉积，同时伴有平滑肌细胞减少及结缔组织增多。小梁平滑肌细胞是阴茎海绵体结缔组织中的主要间叶细胞，睾酮可以促进间叶细胞向肌细胞系分化，而抑制其向脂肪细胞分化。雄激素缺乏导致的小梁平滑肌数目的减少、结构的错乱、ECM 的增多及脂肪细胞的沉积，使海绵体弹性减退、顺应性降低，动脉充盈时海绵窦不能充分扩张，无法充分压迫白膜下静脉丛及引流静脉，出现静脉漏，海绵体内压力的增加幅度降低，阴茎无法达到充分勃起。最后，睾酮通过一氧化氮合酶（NOS）催化产物 NO 调节循环系统鸟苷酸环化酶，而鸟苷酸环化酶催化 GTP 为 cGMP，其作为第二信使细胞内钙离子降低，使平滑肌舒张；此外睾酮对 PDE-5 的表达和活性有重要调控作用，与阴茎海绵体细胞的生长和分化有关。

五、阴茎勃起相关的分子信号通路研究进展

生理情况下，大脑在接收视觉、听觉和触觉等性刺激信号后，由下丘脑勃起中枢释放神经冲动下行至阴茎组织，继而通过多条信号通路介导阴茎海绵体内平滑肌舒张，最终诱发阴茎勃起。因此，阴茎勃起相关信号通路解剖上可分为阴茎海绵体外神经信号传导通路和阴茎海绵体内分子信号通路；而

阴茎海绵体内虽然有多条信号通路，但仍可分为海绵体平滑肌舒张相关信号通路和海绵体平滑肌收缩相关信号通路两大类，它们在生理性阴茎勃起、疲软和病理性 ED 中起了关键调控作用。

（一）神经信号传导通路

有关阴茎勃起的高级神经信号传导通路的研究进展较为有限，目前已知下丘脑室旁核（PVN）是阴茎勃起反射的高级中枢控制区域，PVN 通过催产素能神经元轴突末端释放催产素，将诱发阴茎勃起的性信号传递至脊神经和海绵体神经，因此，调控催产素能神经元释放催产素成为中枢控制阴茎勃起的核心靶点。多种内源性和外源性生物活性物质均可作用于催产素能神经元，其中，阿扑吗啡等多巴胺受体激动剂、催产素、谷氨酸等兴奋性氨基酸、5- 羟色胺（5–HT）和生长激素释放肽可刺激催产素能神经元释放催产素，进而促进阴茎勃起；而 γ 氨基丁酸（GABA）和阿片类药物可抑制催产素能神经元释放催产素，进而抑制阴茎勃起。

（二）海绵体平滑肌舒张相关信号通路

阴茎海绵体平滑肌的舒张充血是阴茎勃起生理中最重要的过程之一，而海绵体平滑肌的舒张有赖于平滑肌细胞内钙离子浓度的降低及细胞内超极化电位的形成。目前发现介导海绵体平滑肌舒张的信号通路有 NO/cGMP 通路、cAMP 通路、CO 通路和 H2S 通路，而所有分子信号通路最终均是通过作用于海绵体平滑肌细胞离子通道，导致细胞质内低钙和超极化，从而诱导平滑肌舒张。

1. NO/cGMP 通路

NO/cGMP 通路是目前与阴茎勃起相关最为经典、研究最为深入的分子信号通路。当性刺激信号传递至阴茎海绵体，非肾上腺非胆碱能神经末梢和海绵体内皮细胞内的左旋精氨酸分别在 nNOS 和 eNOS 的作用下产生 NO，NO 进入海绵体平滑肌细胞内刺激可溶性鸟苷酸环化酶（sGC）将 GTP 转化为最为重要的第二信使 cGMP，后者激活 cGMP 特异性蛋白激酶（PKG），进而对多种离子通道产生影响：抑制细胞膜上 L 型钙通道（L–Ca^{2+}）活性，阻止细胞外钙离子内流，同时促进细胞质内钙离子进入内质网，造成细胞质内钙离子浓度降低；抑制钙离子激活的氯离子通道（CaCCs），减少氯离子外流；激活细胞膜大电导钾通道（BKCa）和ATP依赖性钾通道（KATP），促使细胞内钾离子外流导致细胞内形成超极化电位，最终使海绵体平滑肌细胞肌球蛋白轻链（MLC）去磷酸化而舒张，诱发阴茎组织充血勃起。cGMP在生理条件下可被PDE-5降解为GMP而失活，目前临床治疗ED唯一一类口服药物即是特异性针对NO/cGMP通路中PDE-5靶点的抑制剂，疗效较为显著。

2. cAMP 通路

cAMP通路与NO/cGMP通路极为相似。当血流中前列腺素E（PGE）、血管活性肠肽（VIP）和降钙素基因相关多肽（CGRP）等物质进入海绵体平滑肌细胞，激活腺苷酸环化酶（AC），使ATP转化为第二信使cAMP，后者进而激活cAMP特异性蛋白激酶（PKA）。PKA与PKG有相似的生理作用，使平滑肌细胞内钙离子浓度降低并产生超极化电位，以利于平滑肌舒张。而cAMP在2/3/4型磷酸二酯酶（PDE2/3/4）的作用下转化为无活性的5'AMP，非特异性磷酸二酯酶抑制剂（如罂粟碱）即可抑制PDE2/3/4而促进阴茎勃起。

3. CO 通路

内源性CO是由血红素在血红素加氧酶（HO）的作用下产生，它是生物稳定性极好的气体递质，体内半衰期达3～7小时。Hedlund等发现人阴茎海绵体内表达HO且CO可诱导海绵体舒张，首次证实CO通路在阴茎勃起中的作用。而关于CO诱导平滑肌舒张的进一步研究发现：在NO浓度较低时，CO通过激活eNOS和sGC的活性来上调NO和cGMP的含量；在NO浓度较高时，CO通过抑制eNOS和sGC的活性来下调NO和cGMP的含量。由此可见，CO通路可能主要通过与NO/cGMP通路的相互作用来调控阴茎勃起。

4. H2S 通路

内源性H2S是L型半胱氨酸（LCys）或同型半胱氨酸在胱硫醚β合酶（CBS）和胱硫醚γ裂解酶（CSE）的作用下产生。Srilatha等在2006年首次发现内源性H2S在阴茎勃起功能中的重要作用。随后，人们相继证实了海绵体神经、内皮细胞和平滑肌细胞内均能产生H2S，且平滑肌内的H2S

可激活 BKCa、KATP 和瞬时感受电位 A1 离子通道（TRPA1），使细胞内产生超极化电位，同时，H2S 可抑制 PDE-5 的活性，减少 cGMP 的降解；而平滑肌细胞外的 H2S 还可刺激内皮细胞产生内皮源性舒张因子（EDRFs）和内皮源性超极化因子（EDHFs），进入平滑肌诱导细胞舒张。

（三）海绵体平滑肌收缩相关信号通路

生理性阴茎疲软与病理性 ED 都与阴茎海绵体平滑肌的收缩密切相关，目前发现与海绵体平滑肌收缩相关的信号通路主要有两条：RhoA/ROCK 通路和 Raf/MEK/ERK1/2 通路。

1. RhoA/ROCK 通路

Rho 是 G 蛋白 Ras 超家族小分子单体，具有 GTP 酶活性。1996 年，RhoA/ROCK 系统即被发现具有调节平滑肌肌球蛋白磷酸化的作用。而在 2001 年，Chitaley 等首次发现阴茎海绵体组织中表达内源性 Rho 激酶（ROCK）。在介导海绵体平滑肌收缩的过程中，首先由内皮细胞和海绵体神经末梢释放内皮素（ET-1）和血管紧张素 Ⅱ（Ang Ⅱ）等物质，使平滑肌细胞内 RhoA-GDP 转化为 RhoA-GTP，进而激活 ROCK，ROCK 在 ATP 的参与下促进 MLC 磷酸化，抑制肌球蛋白轻链磷酸酶（MLCP）的去磷酸化过程，最终引起平滑肌收缩。同时，RhoA 还可通过抑制 eNOS 的活性来降低 NO 的产生，从而下调 NO/cGMP 通路活性。

2. Raf/MEK/ERK1/2 通路

Raf/MEK/ERK1/2 通路在介导海绵体平滑肌收缩过程中的核心在于细胞外信号调节激酶 1/2（ERK1/2）的磷酸化。细胞外信号生长因子可依次激活丝裂原激活蛋白激酶的激酶（Raf）、丝裂原激活蛋白激酶的激酶（MEK）及 ERK1/2，通过级联反应产生磷酸化 ERK1/2。磷酸化 ERK1/2 可通过 $L-Ca^{2+}$ 通道亚基 Ser1928 位点的磷酸化激活 $L-Ca^{2+}$ 通道，增加细胞内钙离子浓度；其次，磷酸化 ERK1/2 可通过磷酸化作用抑制 eNOS 活性、并激活精氨酸酶减少 NO 的产生；最后，磷酸化 ERK1/2 还可激活 ET-1 引起的平滑肌收缩相关通路，多重作用诱导海绵体平滑肌的收缩。

六、勃起功能障碍的分子发病机制研究进展

目前，用于 ED 发病机制和治疗研究的较为常用和成熟的动物模型有老龄性 ED 模型、糖尿病性 ED 模型、海绵体神经损伤性 ED 模型、高胆固醇血症性 ED 模型、高血压性 ED 模型、阻塞性睡眠呼吸暂停综合征（OSAS）性 ED 模型和阴茎硬结症（PD）性模型。阐明各类 ED 的分子发病机制将有利于从分子生物学层面特异性治疗 ED。

（一）老龄性 ED

老龄化是 ED 的首要危险因素，且发病率随年龄增长而显著上升。衰老可引起体内雄激素水平降低，引起海绵体平滑肌含量减少，同时 NO 浓度减少；引起内源性 H2S 水平降低；激活阴茎组织促分裂原活化蛋白激酶 P42/44MAPK，促进细胞外基质增生，引起阴茎组织纤维化。

（二）糖尿病性 ED

糖尿病是诱发 ED 的第二常见危险因素。糖尿病可通过以下病理过程引起平滑肌舒张障碍：①促进晚期糖基化终产物（AGEs）累积而引起阴茎海绵体氧化应激、炎症、钾通道损伤和纤维化等过程；②直接损伤海绵体神经及内皮细胞，激活多聚（ADP- 核糖）聚合酶（PARP），从而影响 NO 和 cGMP 的产生；③直接损伤 PKG。糖尿病还可通过：①上调 Ang Ⅱ、ET-1 及其受体；②上调脂质鞘氨醇 -1- 磷酸盐（S1P2/S1P3），激活 RhoA/ROCK 通路，提高 Ca^{2+} 通道敏感性来促进海绵体平滑肌收缩，最终共同诱发 ED。

（三）海绵体神经损伤性 ED

前列腺癌患者接受局部放疗或前列腺癌根治术后都可能会引起海绵体神经（CN）损伤，导致性信号神经传递障碍。海绵体神经损伤诱发 ED 的机制包括：①引起阴茎组织去神经损伤，nNOS 表达降低影响 NO 产生；②因阴茎组织长期缺氧，导致转化生长因子 β_1（TGFβ_1）和Ⅰ、Ⅱ型胶原纤维含量增多，引起阴茎纤维化；③可直接激活 RhoA/ROCK 通路；④可激

活 NADPH 氧化酶，引起阴茎海绵体炎症损伤，进而导致海绵体平滑肌凋亡增多。

（四）高胆固醇血症性 ED

高胆固醇血症也是 ED 发生的常见危险因素，它可降低动脉对舒血管物质的反应性并可诱发动脉粥样硬化。高脂血症可通过：①激活 ROS 和 NADPH 氧化酶，上调氧化应激水平，从而降低 NO 含量；②提高胶原含量而加重组织纤维化；③直接降低 nNOS 和 eNOS 的含量；④激活精氨酸酶的活性而降低组织内精氨酸含量。

（五）高血压性 ED

阴茎海绵体是全身脉管系统的一部分，ED 与心血管疾病密切相关，其中高血压也是引起 ED 的重要因素之一。高血压可激活 NADPH 氧化酶活性，上调活性氧（ROS）产生而降低 NO 的利用度；上调 Ang II、ET-1，从而激活 RhoA/ROCK 通路；上调 ET-1，使阴部内动脉收缩，阴茎供血减少；降低内源性 H2S 水平；应用 β 受体阻滞剂、噻嗪类利尿剂等药物治疗高血压时可引起雄激素降低，同时阴茎内血流灌注随血压降低而减少。

（六）阻塞性睡眠呼吸暂停综合征（OSAS）性 ED

OSAS 主要通过机体慢性缺氧引起 ED，具体机制主要包括：①引起血管内皮损伤，使血管内膜增厚，顺应性降低，动脉充血障碍；②上调 ROS，导致 NO 含量和活性降低；③上调过氧化亚硝基阴离子，促使氧化型低密度脂蛋白（OX-LDL）含量增高，进而降低 eNOS 活性；④氧化应激过程中同型半胱氨酸可促进间质金属蛋白酶分泌，从而降解动脉弹性结构。

（七）阴茎硬结症（PD）性 ED

PD 主要引起海绵体纤维化，其机制在于：① TGF $β_1$ 水平升高；② I、III 型胶原纤维含量升高；③弹性纤维含量增高；④金属蛋白酶（TIMPs）和基质金属蛋白酶（MMPs）升高，进而导致海绵体平滑肌舒张障碍、海绵体静脉闭合障碍及勃起疼痛，最终诱发 ED。

第五章　阳痿的中医治疗

一、内治法

辨证疗法是中医治疗疾病的精髓，辨证治疗通过对病机进行深入分析，找到主导疾病的病机，结合病机的类型制定具有针对性的治疗方法，辨证疗法受到地域差异及临床医师的个人经验等因素的影响，对勃起功能障碍的辨证分型之间也存在一定差异，临床中多将阳痿分为以下几种证型。

1. 瘀血阻络证

【证候】多有动脉硬化、糖尿病或阴部外伤及盆腔手术史，以致瘀血阻络，阳事不兴或勃起不坚，性欲淡漠；或有固定刺痛，或见紫斑、肿块，或见出血色暗，舌紫暗或有瘀斑、瘀点，脉沉涩或弦涩。

【治法】活血化瘀，通络振阳。

【方药】桃红四物汤加减。

桃仁、川芎、川牛膝、三七活血化瘀；当归、白芍养血活血；蜈蚣、水蛭走窜通络。

胸脘不适，胁肋胀闷严重者，加青皮、白蒺藜疏肝行气；若湿热致瘀，厌食，腹胀，口苦泛恶，大便不调者，加泽泻、车前子、栀子清利湿热；若肾虚血瘀者，可用右归丸加减。

【中成药】活血通脉胶囊、前列通瘀胶囊、前列欣胶囊等。

2. 湿热下注证

【证候】多见于中青年患者，阴茎痿软，阴囊潮湿，瘙痒腥臭，睾丸坠胀疼痛，胸胁胀痛，厌食，腹胀，口苦泛恶，小便色黄，尿道灼痛，大便不调，肢体困倦，舌质红，苔黄腻，脉滑数。

【治法】清利湿热。

【方药】萆薢渗湿汤加减。

【方解】萆薢、木通、车前子、滑石清利湿热；薏苡仁、赤茯苓淡渗利湿；牡丹皮、当归、生地黄凉血滋阴。

阴部瘙痒，潮湿重者，可加苦参、蛇床子、地肤子燥湿止痒；若湿盛，困遏脾肾阳气者，可用右归丸合平胃散；若湿热久恋，灼伤肾阴，阴虚火旺者，可合用知柏地黄丸以滋阴降火。

【中成药】龙胆泻肝丸、四妙丸、癃清片、热淋清颗粒等。

3. 肝气郁结证

【证候】阳事不兴，或举而不坚，心情抑郁，烦躁易怒，咽干口苦，胸胁胀满，善太息，食少便溏，舌淡红，苔薄白，脉弦。

【治法】疏肝解郁。

【方药】逍遥散加减。

柴胡、香附、青皮、郁金疏肝行气；当归、白芍、生地黄、枸杞子养血柔肝；白术、茯苓、甘草健脾助运。

口干口苦，急躁易怒，目赤尿黄，肝郁化火者，可加龙胆草、丹皮、栀子以清泻肝火；若气滞日久血瘀者，可加川芎、赤芍、水蛭、蜈蚣活血化瘀。

【中成药】逍遥颗粒、舒肝颗粒、柴胡舒肝颗粒等。

4. 心脾两虚证

【证候】阳痿不举；伴有心悸，失眠多梦，神疲乏力，面色少华，食少纳呆，腹胀便溏，舌淡红，苔薄白，脉细弱。

【治法】补益心脾。

【方药】归脾汤加减。

黄芪、白术、茯苓补气助运；当归、熟地黄、酸枣仁、远志养血安神；阳起石、补骨脂、淫羊藿温补肾阳；木香、香附理气解郁。

夜寐不酣者，可加夜交藤、合欢皮、柏子仁养心安神；若胸脘胀闷满，泛恶纳呆属痰湿者，加用陈皮、半夏、厚朴、竹茹以燥湿化痰。

【中成药】归脾丸、人参养荣丸等。

5. 惊恐伤肾证

【证候】阳痿不振；心悸易惊，惊惶不定，胆怯多疑，夜多噩梦，遗精滑泄，二便失禁，常有被惊吓史，苔薄白，脉弦细。

【治法】益肾宁神。

【方药】启阳娱心丹加减。

菟丝子、当归、白芍益肾补肝壮胆；远志、茯神、龙齿、石菖蒲宁心安神；柴胡、香附、郁金理气解郁。

惊悸不安，梦中惊叫者，可加磁石、龙齿重镇安神；久病入络，经络瘀阻者，可加水蛭、蜈蚣、露蜂房、川芎、丹参通络化瘀。

【中成药】乌灵胶囊、安神定志丸等。

6. 命门火衰证

【证候】阳事不举，或举而不坚，精薄清冷，神疲倦怠，畏寒肢冷，腰膝以下尤甚，面色㿠白或黧黑，头晕耳鸣，腰膝酸软，小便清长，夜尿频多，舌淡胖，苔薄白，脉沉细弱。

【治法】温肾助阳。

【方药】右归丸加减。

淫羊藿、巴戟天、菟丝子、附子、肉桂温补命门之火；熟地黄、山茱萸、枸杞子、女贞子滋阴益肾补肝；党参、白术健脾益气，以助生化之源；三七、当归、土鳖虫、地龙活血化瘀通络。

滑精频繁，精薄精冷，可加金樱子、覆盆子、益智仁补肾固精；若火衰不甚，精血薄弱，可予左归丸治疗。

【中成药】右归胶囊、复方玄驹胶囊、强肾片等。

二、外治法

外治法是中医及中西医结合男科治疗学的三大治疗方法之一，它是指将药物或其他治疗手段施加于体表或病变局部，使药效间接达于体内的治疗方法。其特点是针对性强、接近病所、比较安全等。外治法根据施加手段的不同又可分为药物外治法和非药物外治法。药物外治法是指将药物制成不同剂型，分别以不同的方法施加于体表或病变局部；非药物外治法则是利用器械、手法、功法等施加于身体某部或病变局部。

（一）药物外治法

药物外治法是指通过皮肤、黏膜、腧穴、窍道，使药物进入体内的治疗方法。其特点是药物吸收较快，药力直达病所，迅速有效，对局部和全身病变均有治疗作用，是男科疾病最常用的临床治疗方法。该法避免了口服药物经消化道吸收所遇到的多环节灭活作用及一些内服药物带来的某些毒副作用，特别是慢性疾病或单靠内服药疗效不佳者，药物外治更具优势。即《理瀹骈文》所谓"外治之理，即内治之理，外治之药，即内治之药，所异者法也"。由于作用部位不同，其吸收途径也有所别，临床常见的有经络传导、皮肤透入、黏膜吸收3种途径。临床常用的药物外治法有热熨、熏洗、敷贴、脐疗、涂搽、坐浴、直肠灌注、肛门栓塞、药物离子透入等，现分别介绍。

1. 热熨

热熨法是通过热的作用，将药力渗透到病变部位的方法，是男科疾病中常用的外治法。常将药物炒热或蒸热，装入布袋中，放在病变部位附近的皮肤或腧穴上，如神阙、气海、关元、中极等，待温度下降至低于体温后，再将药物炒热，重新装入药袋使用。亦有的将药物碾碎，将药放在上述部位，再在药上放盛满热水的锡壶或热水袋或酒壶，待温度下降至低于体温后，重新换热水。

热熨法具有温阳散寒、行气活血、散寒除湿、助阳通关开窍、舒经通络的作用。临床上可用于治疗命门火衰型阳痿。常用药物有青盐、葱头、丁香、干姜、艾叶、石菖蒲、吴茱萸、肉桂、小茴香等，多具辛热温阳理气或辛香通关开窍之性。

2. 熏洗

熏洗法是将药物水煎后滤去药渣，倒入容器中，趁热熏蒸、浸洗的方法，是男科疾病中常用的外治法。该法通过皮肤或黏膜的吸收，借助热力与药力的综合作用，促进疏通腠理，流畅气血，改善局部和全身功能，来达到治疗目的。治疗肾阳不足、命门火衰型阳痿时，用蛇床子3g，藿香30g，露蜂房15g，丁香10g，肉桂15g，水煎后，患者趁热骑在盆上，用药熏蒸阴囊及小腹，待药温下降至可以将手浸入时，用手撩药液淋洗阴囊及前阴。待药温适宜时行坐浴，并用药液淋熨小腹，每晚睡前 1 次；治疗肾虚血瘀型阳痿时，用丁香、肉桂、露蜂房、川椒、煅牡蛎、吴茱萸、马兰花、蛇床子、桃仁、红花、木鳖子、硫黄、干姜各 30g。上药共研粗末，每次取粗末 30g，加水 1000mL，煮沸后去渣，趁热先熏少腹、阴茎、会阴处，待温后淋洗。每日 2 次，每次 20 ～ 30 分钟。本方具有温阳散寒、活血通络之功。

3. 敷贴

敷贴法是把药物研为细粉，选择不同溶剂，调成膏剂、酊剂、油剂、合剂等，外敷于患处或患处四周，以治疗疾病的方法。又称为围药、箍围药、敷药，是男科疾病常用的外治法。该法有作用直接、持久的特点。

敷贴法具有激发经气、疏经通络、调和气血、扶正祛邪、消肿止痛、调整人体脏腑功能，又有截毒、束毒、拔毒、解毒、清热、定痛、排脓、祛湿、止痒等作用。用于治疗阳痿遗精、前列腺增生、慢性前列腺炎、阴囊湿疹、外阴损伤、外阴溃疡、阴囊脓肿、淋病溃疡、龟头及包皮疾病等。如治疗阳痿时，用淫羊藿 100g，蛇床子 100g，皂荚 100g，马钱子 100g，肉苁蓉 100g，黑附子 100g，丁香 100g。上述药物水煎 2 次，再浓缩成膏，阴凉干燥，研为细末，过 100 目筛，用白酒将药末调为干糊状，取药糊 2g 于命门穴处，外用胶布覆盖，每日换药 1 次，15 天为 1 个疗程。常用的溶剂有醋、酒、水、油类等。

4. 脐疗

脐疗是将药物敷于、贴于、填于肚脐中，或通过熨脐、熏脐、灸脐等手段，达到预防、治疗疾病的一种外治法。肚脐中央为神阙穴，隶属于阴脉之海任脉，任脉与督脉相表里，与脏腑经络关系十分密切，药物可以通过神阙穴渗入到脏腑经络，激发经脉之气，促进脏腑气血运行，进而起到治疗作用。《针灸大成》认为"神阙主百病"。脐疗有加热源，或药物上加热源，或直接用药物作用于脐上 3 种基本方法。

脐疗法具有健脾强肾、回阳救逆、和胃理肠、行气利水、散结通滞、温阳散寒、理气通络的作用，用于治疗阳痿、性欲淡漠、遗精、早泄、阴茎异常勃起症、慢性前列腺炎、前列腺增生等。所用药物多是温热辛散之品，如附子、肉桂、桂枝、艾叶、硫黄、生姜、大葱、胡椒、小茴香、麝香、吴茱黄等。如生硫黄、白蒺藜、细辛、吴茱萸、冰片，共为细末，每日 3g，姜汁调膏，外敷脐中，胶布固定。2 日 1 换。命门火衰加阳起石，内有郁火加山栀子。又用小茴香、炮姜等份共为细末，食盐少许，用少许人乳汁（蜂蜜或鸡血可代之）调和，敷于脐中，胶布固定，每周换 1 次，治疗阳痿。但需注意，脐部皮肤有溃烂、损伤、炎症时禁用脐疗，禁用刺激性较强或毒性过大的药物。

5. 涂搽

涂搽法是直接将药物涂搽于患处的一种治疗方法。涂搽的药物，可以是浓煎剂、浸膏、提取液、浸泡液，或用香油、醋等其他溶液调药粉外。

涂搽法具有清利燥湿、温肾壮阳等作用，临床用于治疗病变部位表浅之男科疾病，如阳痿、阳强、早泄、包皮龟头炎、阴囊湿疹、阴茎结核、睾丸肿痛等症。涂搽所选药物多有渗透性。但应辨病辨证用药，如用蛇床子 100g，远志 100g，露蜂房 100g，五味子 100g，细辛 100g，韭菜子 100g，白胡椒 200g，共为细末，装入纱布袋，外用纸袋装好，行房前 10 分钟，取出药袋，将药涂于用温水浸湿的阴茎上，或将药袋用温水浸湿，慢慢擦其阴茎上（主要是龟头），也可将药袋裹托于阴茎下方，可治阳痿。待阳物舒展粗大坚举之后，洗去药物，即可行房事。

6. 坐浴

热水坐浴是物理治疗中水疗法的一种，有独特的治疗作用。它可以提高局部组织温度，扩张血管，促进皮肤、皮下组织和肌肉的血液循环，提高局部组织的代谢率，使血管的通透性增加，缓解肌肉的痉挛和疼痛。药物坐浴法是用中药煎汤趁热坐浴，通过药物渗透达到治疗疾病的方法，是男科疾病常用的外治法。

坐浴法具有活血化瘀、温经散寒、清热解毒、消肿止痛等作用。所用药物多具芳香走窜挥发渗透的特性，临床用于治疗阳痿、慢性前列腺炎、前列腺增生、阴囊湿疹、鞘膜积液、阴囊包皮象皮肿疮毒等症。如治疗阳痿时，用菟丝子、蛇床子、韭菜子、棉花子、仙茅、淫羊藿、巴戟天、阳起石、补骨脂、大茴香、小茴香各 10g，水煎后，熏洗会阴及阴茎、阴囊，待药液温度适宜时坐浴，每次熏洗坐浴时间 30 分钟，每日 1 ～ 2 次，避风寒，每日1 剂，一般 10 ～ 15 天为 1 个疗程。但应注意药液的温度不能太高，以防烫伤皮肤，以能忍受为度。

7. 直肠灌注

直肠灌注是将药液灌注于直肠，通过直肠黏膜吸收，达到治疗疾病的方法，是男科疾病的常用外治法。

直肠灌注法具有清热解毒、活血化瘀等作用。临床用于治疗前列腺增生、慢性前列腺炎、阳痿、性欲淡漠、阳强、早泄等症。治疗阳痿，用巴戟天 20g，菟丝子 30g，黄芪 50g，党参 20g，当归 20g，延胡索 25g，王不留行 50g，赤芍 25g，甲珠 10g，木香 10g，牡丹皮 15g，淫羊藿 30g，枸杞子 50g，仙茅 20g，加水适量，水煎两遍，每遍滤出药液各 100mL 混合后，用纱布过滤备用。用时将药稍加温，用 100mL 注射器抽取药液 100mL 接上导尿管，前端蘸润滑剂（如液体石蜡或甘油）后，插入肛门 5～8cm，将药液注入直肠。注药后嘱患者收缩肛门 30 次，胸膝卧位 15～30 分钟，1 日 2 次。

8. 肛门栓塞

肛门栓塞法是将药物研成粉，制成药栓塞入肛门中，通过直肠黏膜吸收，以达到治疗疾病的方法，是男科疾病的常用外治法。

该法具有清热化湿、化瘀止痛等作用，临床用于治疗阳痿、慢性前列腺炎、前列腺增生。如治疗阳痿用淫羊藿 12g，丹参 12g，黑蚂蚁 9g，九香虫 6g，制蜈蚣 6g，罂粟壳 9g。以上为 1 日剂量。将淫羊藿、丹参、罂粟壳三味经醇提取，并将药渣与黑蚂蚁、九香虫、蜈蚣加水煎煮过滤取滤液；再将二液混匀挥发，浓缩，加入赋形剂喷雾取干粉后，再入基质制成一枚栓子。每晚 1 粒，睡前纳入直肠内，连用 3 月为 1 疗程。但应注意避免用有腐蚀作用的药物。

9. 药物离子透入

药物离子透入法是现代物理疗法与传统中药外治法结合而发明的治疗方法。其治疗原理，为电流使电极板下浸有中药药液的纱布垫释放入中药离子，并定向导入病变部位及有关穴位，根据经络传变的原理直接或间接导入病变部位。选药与内服法基本相同。首先要将药物煎成药液，然后在药物离子透入机的协助下，达到治疗作用。临床可用于治疗前列腺疾病与性功能障碍。

（二）非药物外治法

非药物外治法是利用器械、手法、功法等施加于身体某部或病变局部，以达到治疗疾病的方法。该法主要是通过经络传导发挥作用。其特点是直达病所，迅速有效，对局部和全身病变均有治疗作用，是男科疾病最常用的临床治疗方法。该法避免了药物带来的某些毒副作用，特别是慢性疾病或单靠药物疗效不佳者，非药物外治更具优势。临床常用的非药物外治法有针灸、按摩、拔罐、理疗等，现分别介绍。

1. 针灸

针灸疗法是针刺或灸腧穴，通过经络传导而治疗疾病的方法。具有疏通经络调和气血、平调阴阳、恢复脏腑和男性生殖功能的作用，是中医男科治疗学中仅次于药物内外治法的重要而常用的治法。根据男科疾病的病因病机特点，辨证论治的原则，实证多取心、肝经穴位，施以针刺疗法，手法以泻为主，取穴如太冲、蠡沟、昆仑、神门等。虚证多取肾、脾经穴位，施以灸法或针加灸，手法以补为主，取穴如肾俞、脾俞、太溪、三阴交等。针灸疗法包括体针、灸法、埋针、电针、穴位注射、温针、耳针等，简要述之。

（1）体针与电针：体针是男科病治疗中最常用的针法、多用于性功能障碍如阳痿、早泄、不射精、慢性前列腺炎等，或补或泻，以补法为主。

电针是在体针针刺腧穴得气后，在针上通以接近人体生物电的微量电流以防治疾病的一种疗法，治疗范围与体针相同。

肾主藏精和生长发育，故生殖与性关乎肾，而足厥阴肝绕阴器抵少腹，且藏血主疏泄，又肝肾同源，肾与膀胱相表里，冲、任、督、带隶属于肝肾，所以体针治疗主要选肝经、肾经、膀胱经、奇经四脉的穴位，如八髎穴、肾俞、至阴、肝俞、心俞、涌泉、太溪、然谷、大敦、太冲、长强、腰俞、腰阳关、命门、会阴、曲骨、中极、关元、石门、气海等穴。其他穴位如三阴交亦常选用。如治疗阳痿时，针刺首选腹前气海、关元、中极、三阴交、足三里穴，用提插补法，每次选3～5穴，每日1次，9次为1个疗程。再选背后肾俞、命门、阳关穴，用提插补法，每日1次，10次为1个疗程。针刺时以局部出现酸、胀、重感为准。

（2）灸法与温针：灸法是借灸火的热力，给人体以温热性刺激，通过经络腧穴的传导作用，以达到防治疾病目的的方法。主要有艾炷灸与艾卷灸两种，具有温阳益气、温经散寒之功，用于治疗性功能障碍如阳痿、早泄、性欲减退，不育症如少精症、弱精症，更年期综合征，缩阳等阳虚或寒盛的男科疾病。

灸法在男科疾病治疗中的选穴，与体针基本相同，但更侧重于生殖器周围及前后的局部穴，如关元、气海、会阴、中极等穴。如治疗阳痿之时，常选命门、肾俞、腰阳关、关元、气海、三阴交、中极等穴，每次取 3～5 穴进行艾灸。具体方法是，点燃 3cm 左右长的艾条，对着所选穴位进行灸烤至红润、灼热为止，可连用 1～3 个月。

温针灸是针刺与艾灸结合应用的一种治疗方法。操作方法是：将针刺入腧穴得气后并给予适当补泻手法而留针时，将纯净细软的艾绒捏在针尾上，或用艾条一段长约 2cm，插在针柄上，点燃施灸。待艾绒烧完后除去灰烬，将针取出。如针灸合用治疗阳痿时，首先选好治疗阳痿的有关穴位，如肾俞、三阴交、阳谷、足三里、复溜、关元、然谷、中极、曲骨等穴。然后针刺 4～6 个穴位，用平补平泻手法，得气后留针；继而把切好的形如硬币大小的生姜片套在针柄的上端固定好，再将艾绒团放在上面点燃，直到艾绒燃完为止。操作时，每次以针感直达阴茎效果最佳。每日针灸 1 次，9 天为 1 个疗程。

（3）其他针法

①埋针：埋针又称皮内针，《素问·离合真邪论》所谓"静以久留"之刺法。它是将麦粒型或特制的图钉型针具刺入皮内，固定留置一定时间，给以弱而长时间的刺激，调整脏腑经络功能，达到治疗疾病目的的方法。该法在男科疾病治疗中所选穴位与体针基本相同，用于治疗阳痿、不射精、慢性前列腺炎、更年期综合征等。

②耳针：耳针是在耳郭穴位用针或其他器物刺激治疗疾病的方法，是在生物全息理论指导下产生的针刺法。其理论认为耳郭好像一个倒置的胎儿，头部朝下，臀部朝上，其分布规律是：与头面部相应的穴位在耳垂或耳垂邻近；与上肢相应的穴位在耳舟；与躯干和下肢相应的穴位在对耳轮和对耳轮上、下脚；与内脏相应的穴位多集中在耳甲艇和耳甲腔；消化道在耳轮脚周围环形排列。耳针可以作为一种辅助疗法治疗阳痿、遗精、更年期综合征等

男科疾病。常选肾上腺、睾丸、内分泌、肾、肝、尿道、外生殖器、膀胱、脑等穴。如治疗阳痿时，针刺外生殖器、睾丸、内分泌、皮质下、神门、精宫、屏间等穴，1 次选 2～3 穴，中刺激，留针 15 分钟，每日或隔日 1 次，9 次为 1 个疗程。

③火针：火针疗法是中医学针灸疗法的一种，是用火烧红的针尖迅速刺入穴内，以治疗疾病的一种方法。火针有温经通络、祛风散寒的作用。治疗阳痿疾病时，以肾俞、命门、关元、中极、三阴交为主穴，辨证为肾虚精亏者，配穴长强、曲骨；命门火衰者，配穴腰阳关、长强；心脾两虚者，配穴脾俞、心俞、足三里；肝郁气滞者，配穴急脉、行间、曲泉；湿热下注者，配穴阴陵泉、复溜、行间。选定穴位后，常规消毒，然后点燃酒精灯。左手将酒精灯端起靠近针刺的穴位，将针尖、针体烧至发白，迅速准确地刺入穴位，并即刻敏捷地将针拔出。出针后即用消毒干棉球按压针孔以减轻疼痛。4 天治疗 1 次，8 次为 1 个疗程。

④穴位注射：穴位注射又称水针，是将药水注入穴位以治疗疾病的方法。它是把将针刺和药物结合起来，利用穴位的刺激作用和药物的药理作用，发挥综合效能，达到治疗疾病的目的。所选穴位根据辨证确定与体针基本相同。凡是可供肌内注射用的药物，都可供水针用。基本上能用体针治疗的男科疾病，都可用穴位注射，药水根据病症具体而选。所用剂量一般用治疗量的 1/5～1/2。该法常用于阴囊湿疹、慢性前列腺炎、阳痿、不射精等。治疗阳痿常选用鹿茸注射液、胎盘组织液、维生素 B_{12}、丙酸睾酮注射液、狗睾丸水解提取液、士的宁、罂粟碱、丹参注射液、当归注射液，可于肾俞、关元、中极进行穴位注射，每 3 天注射 1 次，10 次为 1 个疗程。

⑤针刺配打刺法：会阴、肾俞、次髎、关元、气海、百会、太溪。针具、穴位消毒。先用七星针轻轻叩刺会阴穴，向前后以条刺为主，打刺 1～2cm 长，打至局部红晕为度，不出血。然后用毫针刺双侧肾俞、次髎、太溪，均用提插捻转补法，每穴运针 1～2 分钟后出针，再针百合、关元、合谷、三阴交，用捻转补法，留针 15 分钟。可随症配穴 2～3 个。隔日 1 次，10 次为 1 个疗程，疗程间休息 3～5 天，治疗期间禁房事。功能疏通经脉、温补肾气、育阴壮阳，主治阳痿。

2. 按摩

按摩是在人体一定部位上，运用各种手法和进行特定的肢体活动来防治疾病的方法。具有疏通经络、滑利关节、促进气血运行、调整脏腑功能、增强人体抗病能力等作用。是治疗男科疾病的辅助疗法，或在疾病康复过程中运用。常选用肝经、肾经、膀胱经、奇经四脉（督脉、任脉、冲脉、带脉）及病变局部按摩，用于治疗阳痿、早泄、遗精、不射精、前列腺炎、精瘀等。如治疗阳痿，用手按摩双脚涌泉穴，即双侧脚心，每日起床和临睡前各行1次。患者用左手指或手心按摩右涌泉穴100次，再用右手指或手心按摩左涌泉穴100次，以热感为准，动作要缓和、连贯、轻重适度。

对于阳痿、性欲减退、早泄、遗精、不射精等性功能障碍疾病，除上述基本原则和方法外，特殊部位的按摩十分重要，具有显著效果。

（1）点按摩：所谓灵点，是指能激起性欲与性兴奋的最有效的体表腧穴。男子的发欲带如大腿内侧、乳头、尾骨等部位最敏感，其灵点是会阴、长强等穴。按摩发欲带时，宜徐缓轻柔，使之有一种舒坦的感觉；按摩灵点时，可用指头罗纹面按压，以柔济刚，达到激动的效果。总之以男子体验到一种快乐、舒适感为原则。

（2）腰部按摩：取直立位，两足分开与肩同宽，双手拇指紧按同侧肾俞穴，并小幅度快速旋转腰部，并向左右弯腰，同时双手掌从上向下往返摩擦2～3分钟，以深部自感微热为度，每天数次。

（3）阙按摩：仰卧位，两腿分开与肩同宽，双手掌按在神阙穴上，左右各旋转200次，以深部自感微热为度，每天数次。

（4）按尾闾：取坐位，用双手掌同时或交替于尾闾部位，上下往返摩擦，以深层微热为度，时间为3～5分钟。因本部位肌少皮薄，必要时可涂擦少许润滑油，以免擦破皮肤。或者以双手食指掌面，按压八髎、肾俞、长强等穴，以局部酸胀感觉为佳，每穴按压约1分钟。两种手法可以交替使用。

（5）穴位按摩：按照腧穴配伍原则，根据经络腧穴的生理功能与作用，辨证选穴，进行按摩，则能达到保健和治疗疾病的目的。常用的穴位有会阴、长强、曲骨、肾俞、命门、腰眼、关元、气海、神阙、天枢、百会、足三里、三阴交、太冲、太溪、涌泉等。常用的按摩手法有按、揉、点、击、推拿、捶、掐等。

（6）引体操：两腿伸直坐好，自然放开，两手放在身后支撑身体，向外开足尖同时吸气中反弯上体，即躯干、头部后仰；接着足尖扭入内侧同时呼气向前弯曲，但双手不能离地。这样前屈、后仰数次。

3. 拔罐

拔罐是以罐为工具，利用燃烧排除罐内空气，造成负压，使之吸附于腧穴，或应拔部位的体表，产生刺激，使被拔部位的皮肤充血、淤血，以达到治疗疾病的方法。该法在男科疾病治疗中偶用。如治疗阳痿，选肾俞、复溜、关元、膀胱俞；取肾俞、复溜两穴，施行皮肤针罐法，关元、膀胱俞上施行单纯罐法，留罐 10 ~ 15 分钟，隔日 1 次。

4. 理疗

（1）电摩疗法：采用 220v 交流电为治疗电源，利用湿巾长度变化作为可变电阻控制电流强度，用导线将电源、湿巾电阻、患者和治疗操作者进行顺序性联通，用医生手指代替针灸针刺激患者有效治疗穴位。此法是将中医针灸经络穴位学说和现代临床医学神经解剖学说及交流电在疾病治疗中的运用相结合形成的一种独特的治疗技术。治疗阳痿时操作步骤为：第 1 步，患者俯卧位，双足涌泉穴接零线湿垫，医生裸足调整接触火线的湿巾长度以控制电流强度，同时以单掌置患者背部督脉膀胱经区域，通电后自大椎至长强反复摩背通督，往返 15 ~ 20 次后改用手指代针点按相关穴（肾俞、腰阳关、八髎、秩边、白环、会阳、长强）。第 2 步，患者仰卧位，尾椎长强部位接零线湿垫，医生以手指代针点相关穴（神阙、气海、石门、关元、中极、曲骨、提托、冲门）。每穴点击 8 ~ 10 次。第 3 步，点按神阙和百会，通电后轻轻振动 1 ~ 2 分钟，取其补肾固精、升提举陷之功效，可与前两步以疏通为主的治疗相呼应。最后用湿纱布敷于阴茎上，以轻微电流持续刺激 3 ~ 5 分钟，诱发建立勃起反射。总疗程为 4 周，每周治疗 4 ~ 5 次。

（2）男性性功能康复治疗仪：该设备的机制和特点：①负压吸引。装置启动后，利用真空泵的负压作用使血流动力学发生变化，即动脉血流增加而静脉回流明显减少，阴茎海绵体和阴茎皮肤血流充盈而使阴茎持续勃起，阴茎膨大。②水浴按摩。该仪器设置有循环水系统，并可自动调控水温。通过适宜温度的循环水连续冲击外生殖器，起到局部按摩作用，有助于男性外生殖器功能的恢复。③药物治疗。温控水中加入适当的药物，达到外治作用。一般根据病情选择温补肝肾、固肾强精、活血理气类中药，与口服药物相配合内外合治，提高临床治愈率。④电磁振荡。该仪器配有电磁振荡装置，启动装置后，直接刺激腰骶部穴位，对各种原因造成的脊髓损伤引起的阳痿有较好的疗效。⑤该仪器具有无创伤、无痛苦、并发症少、使用不受限制等特点。适用各种原因引起的男性性功能障碍，深受患者欢迎。主要用于阳痿、早泄、性欲减退等的治疗。在药物治疗的基础上，使用男性性功能康复治疗仪，常能缩短治疗时间，提高治疗效果。

三、其他疗法

其他疗法包括饮食疗法、心理治疗、中西医结合疗法、自然疗法、气功疗法、男性性咨询、性感觉集中训练等。

（一）饮食治疗

饮食疗法源远流长，古有"医食同源"说，并设有"食医"。认为药补不如食补，食补也宜辨证，辨证施食治疗男性性功能障碍收效较好。但它不是治疗的主要手段，而是作为辅助疗法，或养生与疾病康复之法。该法主要是根据食物之寒热性质选用，阳虚者，宜食温热性食物，此类食物一般具有温阳益气之功；阴虚者，宜食寒凉性食物，此类食物一般具有养阴补血之功。大凡属于肾阳虚损、命火衰微者，选用甘温的食物如鹿肉、鹿鞭、羊肉、狗肉、麻雀、雀卵、雄蚕蛾、核桃、韭菜、对虾、糯米、黄豆、牛肉、鸡肉、白花蛇肉、乌梢蛇肉、胡萝卜、葱、蒜、椒、芥菜、油菜、香菜、胡椒、红糖、羊乳等，以治阳痿、性欲减退、不育症等。属于肾精亏损者，选用血肉有情、填精补髓的食物如紫河车、鱼肚、海参、淡菜、哈士蟆、蛤蚧、鸽肉、猪脊髓、羊骨髓等，以治不育症、性欲减退等。属于气血亏损者，选用益气养血的食品如牛奶、鸡肉、燕窝、龙眼肉、阿胶、蜂蜜、桑椹、猕猴桃等，以治阳痿、性欲减退、不育症等。属于肾失封藏者，选用芡实、莲子、白果、莲须、分心木等。属于阴虚火旺者，选用墨鱼、龟肉、鳗鱼、鳖、牡蛎等，以治早泄、遗精等。属于津液损伤者，选用百合、柿霜、藕、梨、白木耳等。属于湿热者，选用西瓜、冬瓜、莲子心、苦瓜、丝瓜、绿豆、菊花、荸荠、泥鳅等。属于瘀血者，可选全虫等。药粥和药酒也应据证选择，药粥类有鹿角胶粥、金樱子粥、何首乌粥、米油粥、肉苁蓉粥、狗肉粥、胡桃仁粥等。药酒类有龟龄集酒、蛤蚧大补酒、蚂蚁酒、至宝三鞭酒、参杞酒、海龙酒、参草多鞭酒、鹿茸酒、龟鹿酒、灵芝补酒、全鹿酒、虫草补酒、板栗酒、仙茅酒等。以下介绍几种简便易行的食疗阳痿方，如羊肉壮阳汤：羊肉250g切碎，加水1000mL，加茴香、姜末、桂皮、食用盐适量，同煮为汤，肉熟汤成后，加韭菜段100g，即可食用。食肉饮汤可治命门火衰型阳痿。龙凤双补汤：泥鳅250g，乌鸡（公）250g（洗净用），水1000mL，加枸杞16g，茴香6g，姜末3g，青皮3g。同煮为汤，肉熟汤成后，加葱白25g，即可食用。食肉饮汤，可治肾阴阳俱亏型阳痿。木耳汤：白木耳30g，鹿角胶9g，冰糖16g。将白木耳用温水发泡，除去杂质，洗净，放砂锅内，加水适量，用慢火煎熬，待木耳熟透后，加入鹿角胶和冰糖，使之烊化、和匀、熬透即成。可分次或1次食用。本汤可补肾填精，适用于肾精虚衰型阳痿患者。

有些食物对于男性性功能及生殖功能不利，食用时应加注意，如菱角、茭白、冬瓜、芥蓝、蕨菜、海松子、李核仁、兔肉、粗棉籽油等。

对于饮食疗病，除了辨证施食之外，还应注意配伍有度，具体应用可以参考有关饮食疗法的专门著作。

（二）心理治疗

心理治疗又称精神治疗法，是采用各种心理学方法，通过医生和患者之间的交谈、讨论、暗示，以及其他方法，改善患者的情绪，使患者正确认识和对待疾病，消除对疾病的忧虑，增强战胜疾病的信心和能力，以达到减轻疾病、加速治愈的目的。

西医心理治疗按学派分精神分析法、行为疗法、支持疗法、暗示疗法、生物反馈疗法。按对象分为个体治疗和集体治疗。按场所分为家庭治疗和社会治疗。中医心理学认为七情即喜、怒、忧、思、悲、恐、惊七种情志变化，其与疾病的发生和治疗有着极为密切的关系。由于喜伤心、怒伤肝、忧思伤脾、悲伤肺、惊恐伤肾，喜则气缓、怒则气上、思则气结、悲则气消、惊则气乱、恐则气下。七情与脏腑相连，脏腑之间又存在着相生相克的关系，这就使精神因素与脏腑功能、精神因素与疾病的关系更加复杂化。男科疾病特别是男性性功能障碍，在临床上多数是精神因素所造成的性功能暂时性障碍。这就使得心理治疗在这类疾病的治疗中能发挥独特的作用。

西医心理治疗男性性功能障碍的方法包括有性教育，端正对性的态度，性技术的学习等方面的内容，有的将在男性性咨询中介绍，在此仅就中医心理学的内容简述如下。

1.喜疗 即喜笑疗法，也称笑疗，是医者应用语言、事物，使患者心中喜乐，笑逐颜开，而达到治疗目的的一种疗法。常用的具体方法有语言法、顺情法、行为法、谈心法、作诱法、奖励法、暗示法等。

2.怒疗 指医者设法让患者大发雷霆之怒，以控制另一种病态情绪的发展，从而达到治疗目的的疗法。常用的具体方法有语言法、行为法等。

3.恐疗 即惊恐疗法，是指医生采取惊恐手段，以制止病者的病态情绪，达到治疗目的的一种疗法。常用的具体方法有语言法、暗示法、声响法、责备法、适应法、释疑法等。

4.悲疗 指促使患者发生悲哀，以制止另一种病态精神，达到治疗目的的一类疗法。常用具体方法有顺势法、逆情法等。

5.思疗 是一种引导患者对有关事物进行思考，以解脱和对抗另一种病态情绪的疗法。具体方法有语言法、释疑法、坐禅法、分心法。

6.意疗 指应用言行或环境改变等方法，以矫正患者隐性神情损伤的疗法。常用具体方法有语言法、顺情法、感化法、信仰法、回避法、厌恶法、失望法等。

虽然中医心理疗法的内容归为上述几类，但尚有睡眠疗法、揭穿疗法等也属于心理学的范畴。无论使用何种心理方法，都是通过说理开导、移情易性、解除疑惑、疏导解郁、虚静养神、自我暗示等来达到七情调和的目的，进而解决男性性功能障碍的问题。

（三）中西医结合治疗

中西并存的医学模式是中医男科学的特点和优势，辨病与辨证结合宏观辨证与微观辨证充分体现了诊断上的全面客观，中西医结合疗法则必然成为男科疾病治疗中的重要手段。许多疾病仅单纯用中药或西药，疗效均不满意，若使用中西医结合疗法，则事半功倍。如对于阳痿的治疗，急则治其标，应使用 PDE-5 抑制剂；缓则治其本，则使用温肾壮阳、疏肝理气的中药，又使用抗抑郁药物，并配合心理咨询，气功等。

总之，临床治疗男科疾病，中医、西医、中西医结合各有优势，取长补短，才能疗效最大化。不能抱残守缺，拘于门户之见。疾病优势在中医则使用中医药治疗，配合西医药疗法疾病，优势在西医则使用西医药治疗，配合中医药疗法；中西医都有优势的病种或疗效都不满意的疾病，采取中西医结合的方法，能够倍增疗效。

（四）自然疗法

使用自然疗法就是利用自然因素的作用，以促进男科疾病的治疗和身心的康复，下面介绍几种实用的方法。

1. 泉水疗法

饮用或外浴泉水能够促使男科疾病的治疗与生理功能恢复。一般而言不同的泉水所含矿物质及其他成分不同，因而作用也就各异。就临床来看，凡是阳痿属于气血两虚、阳气衰少、寒湿内盛者，则可选用泉水性质温热者，以饮用或温热水浴，沐浴时间可灵活掌握，既可短时热水浴，也可长时温水浴。根据病患部位的不同，可以选择全身浴法、半身浴法、局部浴法、喷浴法、敷浴法等。

2. 香花疗法

利用正在生长、开放的鲜花之绚丽的颜色、形态和扑鼻的馨香，以及其对环境美化、净化的作用，以促进人体性功能和身心的康复，谓之香花疗法。具体方法有 3 种：一是通过观赏以悦目调情，二是闻其清香以怡心调神，三是利用美化环境和净化空气的有益作用。临床可以据证选用下列处方。但对花粉有过敏史者应慎用或禁用。

（1）解郁方：牡丹花、芍药花、桃花、梅花、紫罗兰、柠檬花、山栀花、黄花、兰花、桂花、木芙蓉、凌霄花、迎春花、郁金花等，用于情绪不乐，郁郁寡欢者。

（2）宁神方：合欢花、菊花、百合花、水仙花、兰花、莲花、茉莉花等，用于烦躁易怒、性急、失眠者。

（3）定志方：梅花、菊花、迎春花、莲花、水仙花、山茶花等，用于感情脆弱，意志不坚，多疑不决者。

（4）散寒方：丁香花、茉莉花、梅花等，用于虚寒者。

（5）清热方：瑞香花、紫薇花、兰花、玉簪花、迎春花、山栀花、木槿花等，用于热证。

（6）散血方：凌霄花、芍药花、凤仙花、杜鹃花、红花、柚花、石榴花等，用于瘀血证。

（7）止血方：山茶花、木槿花、萱草、山栀花、紫薇花、鸡冠花、石榴花等，用于慢性出血者。

以上方法中，散血方、解郁方可适用于气滞血瘀型阳痿；宁神方与定志方可适用于治疗惊恐伤肾型阳痿；清热方可适用于湿热下注型阳痿。但此法少单用，需与内治法联合使用才可提高临床疗效。

3. 色彩疗法

该疗法以中医五色配五脏理论为指导，让患者眼观目睹各种有关颜色，从而发生足以促进性功能康复的影响。中医学认为，白色入肺、赤色入心、青色入肝、黄色入脾、黑色入肾。而国外的研究也表明：红色可以医治小肠和心脏部位的疾病，蓝色可以治疗大肠和肺部的疾病，黄色可以医治脾脏和胰脏的疾病，绿色则能治疗肝脏和胆囊的疾病，而且正在探讨把颜色变成电磁波加以应用。下面介绍几个常用的色彩疗法的处方。

（1）暖色方：红色、橙色、黄色。有驱寒补血、使人兴奋的功效。可用于慢性虚寒诸证、气血不足证、情志抑郁诸证等。

（2）冷色方：青色、紫色、蓝色、绿色。有清热、镇静、使人抑制的功效。用于阴虚阳亢证、情绪激动诸证等。

（3）喜色方：红色、粉红色。可养心、乐神，使人喜悦，有制怒、制悲的功效。用于情绪低落、抑郁不乐、易悲泣、易怒、血虚等。

（4）悲色方：黑色为主，亦可用白色，或兼少许黄色。用于过喜、易怒等。

（5）恐色方：黑色，有制止过喜的功效。用于狂证、喜笑不休等。

（6）思色方：黄色、浅蓝、淡绿，有利于思维。用于脾虚、思想不集中、思虑太过等。

（7）化瘀色方：绛红、枣红、紫红、黄色，有促进血液循环之功。用于瘀血阻滞经脉、脏腑诸证。

一般而言，颜色较淡的起补的作用，颜色浓者则起泻的作用。阳痿疾病主要可用于暖色方，喜色方，化瘀色方，应用时可以单色使用，也可以使用2～3种颜色。应根据临床的不同需要而适当配伍，灵活使用。

4. 香气疗法

利用药物或香花的自然香气，通过鼻闻以疗病。该法是治疗男性性功能障碍的特殊手段，古今中外均有介绍，可以根据病情及临床需要酌情选择下列方法。如香袋法、香枕法、香衣法、香瓶法、香脂法、香汁法、香豆（澡豆）法等。现代研究证明：不同的香气确有不同的激发性欲的作用。随着科学的发展，以香气为基础的激发性欲、改善和增强性功能的产品不断问世，如香皂、浴液等。

5. 音乐疗法

音乐是人类取法大自然而又发展了的一个学科。以音乐疗病，古今中外都有大量的实践。一般认为，缓慢轻悠的旋律与柔绵婉转、曲调低吟、清幽和谐的乐章、歌曲，多具有安神宁心，消除紧张、焦躁情绪，镇静促眠的功效。节奏鲜明、节律爽快或具有螺旋式的旋律感、优美动听的乐曲，都具有开畅胸怀，疏解郁闷之功效。凡神情郁结诸症皆可用之。节律低沉，凄切悲凉之曲调感人，则可达到悲胜怒的艺术效果，多用于神情亢奋、愤怒、躁狂等证。以鲜明、高亢、激昂的节律，或悲壮的旋律，激发人的愤怒之情，而有怒胜思的功效，多用之抵消忧思神情，发泄郁结之气，而宜于神情低沉、消极诸证。悠扬的旋律和多变的节奏，给人以轻松、欣快、喜乐之感，从而消除悲哀忧思郁怒等病态神情，诸如焦虑、紧张、苦闷、愁烦、恐惧、忧伤、消沉、绝望等情绪皆可用之。

总之，除以上介绍的疗法外，自然疗法中的其他疗法，如森林疗法、热砂疗法、空气疗法、日光疗法、冷疗、热疗、磁疗，以及舞蹈疗法、钓鱼疗法、弹琴疗法、书画疗法、玩具疗法、戏剧疗法等，皆可依据病情，选而用之。即以自然之法，恢复性之自然。

（五）气功疗法

气功是一种较好的养生保健方法。将气功与性生活相结合，以期达到养生保健的作用，可以说是中国的首创。所以气功在治疗男性性功能障碍中具有重要的地位。在男科其他疾病治疗中，很少单独使用，常常是在康复过程中作为一种辅助疗法。气功功法很多，可以据病选择。简单而言，气功疗法就是摆好姿势，意守丹田，精神集中，默念字句进行呼吸。

1. 提肾功

端坐凳上，双脚踏地，与肩同宽，双手放在大腿上，掌心向上向下均可。坐时不坐满凳。意守下部，随腹式呼吸，下部一提一放，一紧一松。提收是使暗劲往上往里提缩，如忍小便状。呼时腹部凹进，即提收下部，为一紧；吸所腹部突出，即放松下部，为一松。如此反复随呼吸进行，熟练后即可不拘呼吸，随时可做提放、紧松的功法。

本功法随时随地能练则练，日行几遍均可，但每遍只宜提缩十几次，绝不可超过 20 次。一遍过后，必须间隔一段时间才可再做。

2. 赵历生吐纳固精功

（1）步骤

第一步：准备方法：在应用"无极式站桩"功法的基础上，全身筋骨皮毛都要放松，为吐纳做准备。

第二步：吐纳方法：鼻吸鼻呼，吸气后待腹部有饱满感时再缓缓呼气，使腹内中和之气外发，以促进肾功能的加强。肾虚者可多做几遍。第 2 次吸气后略停，继而以意引颈吞气顺之，如咽硬物，意念引气过中丹田将其送入海底（会阴），这时会阴部有鼓突如卵的感觉接着用意念沿督脉（此时闭息）升上昆仑（百会），随后随呼气意降海底。以上为 1 遍，可做 3 ～ 5 遍。

注意：如初学者掌握有一定困难，可练习如下过渡功。吞气入海底的同时放松会阴肌，并随之呼气，要求自然，缓慢；继而吸气提肛，意念由会阴达尾，沿督脉升上昆仑，不再吞气；接着随呼气意降海底并放松会阴肌，此为 1 遍，周而复始做 3 遍。

（2）适应证：本功法具有补肾固精的作用，所以可用于肾虚型阳痿的治疗。

（3）注意事项：不要强行闭息吞气，以免造成憋气，甚而出现休克等不良反应。同时应细心揣摩闭息吞气的要领，切莫急于求成。否则，欲速则不达。在练功中出现偏差要及时纠偏。

（六）男性性咨询

男性性咨询是通过建立医生与患者之间良好的人际关系，使患者获得帮助的过程，实际上是医生向患者提供建议鼓励、有针对性的传授性知识，使之接受性教育，以及向他们提出自助治疗等手段。通过这种帮助，使患者掌握原先不熟悉的性知识，克服各种不必要的精神顾虑。这种方法有利于对男性继发性阳痿的治疗。

1. 估价 治疗医生在提出任何类型的治疗前，首先必须对出现的问题要有充分的估价和相当的了解。咨询时对要解决的问题，需有充分而明确的主见。对个人性生活的发展与现在的关系也应略有所了解，但无须广泛介绍治疗方法。

2. 聆听 首先，治疗医生必须表现热情，乐意聆听患者所愿说的一切，对患者所谈的内容要表现出有兴趣，以鼓励他们的叙述。如果患者在叙述中有所踌躇时，治疗医生需要循循善诱，同时要注意患者神态的变化。

3. 性教育 性知识能够增进对性生活的理解，纠正对性生活的错误认识。如介绍男性生殖器的解剖知识；男性性反应过程，特别是男性性高潮的表现和出现的条件；男女两性性反应与性功能的差异及"不应期"的生理特点；性功能与年龄的关系及性能力和生育力不是一回事；手淫是一种自慰性的性行为，偶尔为之没有过分的危害等。

4. 鼓励交流 人们很早就意识到配偶之间缺乏性方面的交流或交流不充分，不但能引起性功能障碍，而且性功能障碍会持续加重。因此，应经常鼓励夫妻更多地进行有关性方面的交流，还要帮助配偶表明相互之间的需要与渴望。最有效的方法是治疗医生将一方的意愿反映给另一方。

5. 自助治疗 性功能障碍的自助治疗确实有效。因此，推荐适当的自助治疗手段和书籍是性咨询的重要组成部分。

（七）性感觉集中训练

性感觉集中训练法，是当前治疗心因性性功能障碍最为直接和有效的疗法，是减少忧虑，增强感觉，和从语言交流过渡到非语言交流技巧的基础疗法。具体方法分为3步：第一步，头手足抚摸，即非性器官的肉体感情交流，在同房开始时，不刺激生殖器和乳房，而将注意力集中在肉体感上；双方互补性轻抚头面手足，包括亲吻，目的是解除性行为焦虑和破除性的神秘感。这一步需3天。第二步，胸腹背抚摸，即第二性区的肉体感情交流，此时不要过多谈话或考虑同房是否成功而影响感情，应投入地进行胸乳、背臀的抚摸和亲吻，其目的在于不断熟悉双方的躯体和感情需要，这一步仍需3天。第三步，性器官抚摸，仍然不要同房，在相互操作过程中尽量放松，以体会身心的欣快感，其目的是使夫妻双方的性感觉逐渐集中到性器官上，这阶段还需3天。之后，在第4日重复上述锻炼，当性感觉集中到性器官则可进行治疗性房事活动，若严重阳痿患者，可采用女上位姿势，由女方将阴茎插入阴道，更易性交成功。

第六章　阳痿常用西医治疗

一、内治法

（一）西地那非（sildenafil，商品名 Viagra，即万艾可）

虽然海绵体平滑肌张力的调控十分复杂，但 NO 无疑是最重要的物质，它在性刺激下由内皮细胞和副交感神经末梢释放，刺激鸟苷酸环化酶，使鸟苷酸（guanosinetriphosphate，GTP）变为环鸟苷酸（cy-clic Guanosine Monophosphate，cGMP），后者为第二信使，可松弛平滑肌。磷酸二酯酶（PDE）可使 cGMP 分解为 GMP。根据结构和作用特性，将 PDE 分为 1～7，其中 2、3、4、5 在阴茎中被发现，研究证实 PDE 与 cGMP 亲和性最高，也是阴茎中影响勃起最重要的同工酶。最新研究表明有两种 PDEs，但作用等尚不清楚。而抑制 PDE 则可提高 NO 的作用强度。已发现有 3 种 PDE 抑制剂：① dipyridamole：抑制 PDE-5、PDE-6 的强度相同，临床曾用于血管扩张、抗血小板，但对阴茎作用未见报告；② zaprinast：对 PDE-5 的抑制率是 PDE-6 的 5 倍，猫尿道内使用可诱发勃起；③ sildenafil：作用强度高于上述二者 100 多倍，是 PDE 特异性抑制剂，对阴茎中 PDE-2、PDE-3 作用极小，这也是 sildenafil 用于治疗勃起功能障碍的基础。

1. Sildenafil（Viagra）的问世

勃起功能障碍治疗史上最重要的事情也许要算美国 FDA 于 1998 年 3 月批准 Viagra 上市。Sildenafil 因其有效性和副反应低，使得年龄在 40～60 岁及更年长的勃起功能障碍患者在初诊时就可以尽早接受这种更有效、无侵袭性的治疗，而不必进行过多的、价格昂贵的临床检查。Sildenafil 是一种有效的 PDE 抑制剂，是在人类阴茎中发现的主要同功异构酶。Sildenafil 对 PDE-5 是对 PDE-6（主要在人视网膜视觉受体）亲和性的 10 倍。对 PDE 相对高的亲和性也是 Sildenafil 常导致患者视觉异常的原因。

2. 作用机制和药代动力学

阴茎勃起由阴茎组织中的 cGMP 介导，cGMP 活性的增高可导致阴茎平滑肌松弛和勃起。正常男子在性刺激时副交感神经兴奋，刺激胆碱能神经元释放一氧化氮（NO），后者激活鸟苷酸环化酶使环磷酸鸟苷合成增加，勃起功能障碍的患者由于器质性（神经或血管损害）或心理性的原因导致产生 cGMP 的能力降低。Sildenafil 是 PDE-5 的选择性强抑制剂，可抑制 cGMP 降解，提高阴茎海绵体平滑肌细胞内 cGMP 浓度，起到治疗勃起功能障碍的效果。人与兔试验表明：Sildenafil 可增强阴茎对电刺激、烈化物刺激的反应；麻醉下狗应用 Sildenafil 后，电刺激盆腔神经及外源性硝酸化物可产生更高的海绵体内压，此时全身血压无改变，表明 Sildenafil 仅作用阴茎，可降低平滑肌对性刺激反应的阈值，使平滑肌更易于对性刺激产生反应。在人类阴茎中主要存在 PDE-5，负责 cGMP 的降解。Sildenafil 正是通过抑制 PDE 的作用来提高 cGMP 的活性和作用时间，从而改善勃起。因该作用机制需要 NO 的存在，故 Sildenafil 只在有性刺激的情况下才能发挥作用。

Sildenafil 抑制 PDE 而使 cGMP 的活性和作用时间增加，达到增强性刺激的作用。口服 Sildenafil 后在体内可迅速被吸收，其生物利用度为 40% 左右，达峰浓度的平均时间为 60 分钟，终末半衰期为 3～5 小时。虽然高脂饮食可使达峰时间延长 60 小时，并使血浆峰浓度降低 29%，但总的来说，想通过提高药物剂量来补偿高脂饮食所造成的药效降低是不必要的。

Sildenafil 在组织中分布较广。健康志愿者在服用 100mg Sildenafil 90 分钟后，其精液中药物浓度不到 0.001%，这样看来不必考虑药物对配偶的影响。

3. 效果、剂量和给药

有关 Sildenafil 的疗效在国外已经进行了多项临床观察，Goldstein 等观察了 861 例器质性，心理性和混合性勃起功能障碍患者使用 Sildenafil 的效果和安全性。在 12 周的可变剂量试验中，患者对 IIEF 问题 3 和问题 4 回答的平均得分较基线时分别增加了 95% 和 140%，明显高于安慰剂组（10% 和

13%，$P < 0.001$）；在治疗的最后 4 周中，患者记事表数据表明：Sildenafil 组有 69% 的患者能完成性交，安慰剂组仅为 22%（$P \leqslant 0.001$）；Sildenafil 组勃起的改善率为 74%，而安慰剂组为 19%。Hultling 等则报告脊髓损伤性勃起功能障碍组（B 组，n=178）和非脊髓损伤性勃起功能障碍组（A 组，n=32）的患者接受 Sildenafil 治疗后勃起功能的改善率分别为 83% 和 74%，而安慰剂组为 12% 和 16%（$P < 0.001$）。新近 Steers 等总结了 3361 例严重勃起功能障碍患者口服 Sildenafil 的双盲、安慰剂对照固定剂量和可变剂量研究结果：50～100mg 的有效率为 46%～73%。在中国进行了多中心、随机、双盲、安慰剂对照，剂量可调节的 628 名患者的前瞻性研究。起始剂量为 50mg，根据每个患者对治疗的反应和耐受性可将剂量增至 100mg 或降低至 25mg。研究采用患者自己报告药物效果的方式，即以 IIEF 来做评价参数；记事表则记录每次性生活情况。考虑到勃起功能障碍是多因素问题，所以筛选患者时包括了各种原因引起的勃起功能障碍，当然阴茎结构异常除外。研究表明：Sildenafil 总有效率为 81%（安慰剂为 40%），即 81% 服用 Sildenafil 的患者在治疗结束时，IIEF 中问题 3 和 4 的总分提高 2 分或 2 分以上。对心理性，器质性和混合性勃起功能障碍患者的有效率分别为 81%、84% 和 79%，表明该药对不同病因勃起功能障碍的改善作用相似。服用 Sildenafil 的患者问题 3（达到勃起的能力）的得分从基线的 2.3 提高到 4.1，问题 4（维持勃起的能力）从 1.94 提高到 3.9。该结果说明，Sildenafil 将患者达到和维持勃起的频度从"少数几次"改善到"多数时候"，显示了 Sildenafil 明显改善勃起，使其接近正常人的水平。89.2% 的患者报告 Sildenafil 治疗改善了勃起（安慰剂为 37.4%）。在所有的性交尝试中，服用 Sildenafil 的患者平均 69% 的性交尝试是成功的，而安慰剂组只有 27.5%。Sildenafil 组的 IIEF 中反映性功能其他方面问题积分的升高，提示 Sildenafil 可以改善性功能的各个方面，使其接近正常，但不是超常。在性功能的各个方面中，对性欲的影响最小。总结以上各个疗效指标的结果，均与国外的结果十分相近。

　　Sildenafil 对各种原因、各年龄段、严重程度不同的勃起功能障碍患者均有显著效果（57%～90%），推荐剂量为 50mg，于性活动前 1 小时服用，但也可在性活动前 30 分钟～4 小时服用。可根据作用效果和耐受性增减药物剂量。

最大推荐剂量为 100mg，但不管服用哪种剂量的药片，每天只能服药 1 次。

美国一项剂量可调节的研究发现，75% 患者选择 100mg，23% 选择 50mg，2% 选择 25mg。在中国，治疗结束时服用 50mg 的患者为 150 人（41.1%），服用 100mg 的患者为 199 人（54.5%），说明仍有很多患者服用 50mg 或 100mgSildenafil 即可成功改善勃起功能和性生活质量。实际上，口服 Sildenafil 有效的患者，只需作少量的诊断性检查，包括仔细地询问病史、体格检查和筛选性血液化验检测。

65 岁以上患者中有严重肝硬化或肾功能不全，或正在服用抑制细胞色素 P450 同工酶 3A4 药物者，推荐的初始剂量为 25mg，因为这些疾病可以提高 Sildenafil 在血浆中的浓度，并造成较高的不良反应发生率。

4. 安全性和不良反应

国外临床试验中最常见的不良反应包括头疼（16%）、潮红（10%）和鼻塞（4%）等与血管扩张有关的症状；此外，7% 的患者出现消化不良，可能与贲门括约肌的松弛有关；3% 的服药者可出现视觉异常（通常为一过性的蓝绿色盲），恶心或泌尿系感染；2% 的服药者有头晕现象。

中国研究中 Sildenafil 组与药物有关的中止试验者有 3 例（0.6%），均因临床效果不佳而中止，无一例因不良反应而中止，表明 Sildenafil 有很好的耐受性。主要不良作用有血管扩张（潮红）、头晕、视觉异常、鼻炎（鼻塞）及头痛。绝大多数不良反应均为轻度和短暂的，且不需任何处理即可恢复，表明该药有良好的安全性和可接受性。无异常勃起发生。常见的不良反应均是 Sildenafil 药理特性的反应即 PDE 的抑制（头痛和潮红）和 PDE 的轻度抑制（视觉异常）。

国外 Sildenafil 剂量可调节，安慰剂对照研究中，因药物不良反应的中止率为 2.5%（安慰剂为 2.3%），对无性刺激者，Sildenafil 不发挥作用。迄今为止的所有临床试验中，均未发现 Sildenafil 能够改变性欲，也无异常勃起发生（勃起持续时间大于 6 小时）。但国外上市后有 Sildenafil 引起延长勃起和异常勃起的个别病例报告，故应告知服用 Sildenafil 的患者若服用药物后出现维持时间超过 4 小时以上的阴茎勃起，应到医院诊断并作相应治疗，以免引起异常勃起等不良反应。

由于 Sildenafil 影响 NO-cGMP 系统，它可以增强硝酸酯类药物的降低血压作用，故 Sildenafil 绝对禁用于服用硝酸酯类和其他 NO 供体药物患者，这些药物包括舌下、经鼻、经皮和口服的硝酸酯类药物等。

饮食中的硝酸盐和麻醉药如笑气则影响不大。Sildenafil 也禁用于某些罕见的先天疾病，如色素性视网膜炎。

5. 与心血管疾病有关的问题

本身存在一种或多种可造成心血管和脑血管疾病的危险因子的死亡患者共有 90 位，这些危险因子包括高血压、高胆固醇、吸烟、肥胖，以及既往有心脏病史。这 90 例死亡者的确切病因虽尚不明了，但无证据表明其死亡系由 Sildenafil 所致。来自美国疾病控制和预防中心等研究资料表明，FDA 所收到的同类可比人群中的死亡报告接近 130 人 50 岁以上男子和服用 Sildenafil 死亡者本身发生心脏病的危险性增高，在性活动中发生心梗的危险性也增高，而且死亡患者数相对于所开处方患者的比例很少，正是考虑到这些因素，FDA 并未撤回对该药的批准。

冠状动脉疾病和心肌梗死患者中常出现性功能障碍。一项有关冠状动脉外科手术后患者的调查证实：57% 患者出现与勃起有关的症状。有些患者勃起功能障碍的发生是由于担心性活动能够诱发心脏病的再次发生，但在许多冠状动脉疾病患者中，勃起功能障碍是由于器质性原因引起的。此外，患者正在服用治疗心脏病的药物，而这些药物也可导致勃起功能障碍，如许多抗高血压药物与勃起功能障碍发生有关，包括交感神经阻滞药、β - 肾上腺受体阻滞剂、血管扩张药和利尿药。

（二）雄激素治疗

睾酮可影响男性生殖器官的生长发育、维持男性第二性征，其对性欲和性行为的影响已得到既往研究的详细阐释。睾酮对性欲和性行为的作用包括以下 3 个方面：①提高性欲；②增加性行为的频率；③增加夜间勃起的频率，但对性幻想或视听刺激诱导的勃起几乎没有影响。研究表明，维持正常夜间勃起的睾酮阈值约为 200ng/dL，但对于维持性生活时正常勃起的睾酮阈值目前尚无定论。

睾酮对于勃起的作用机制：睾酮和双氢睾酮是性活动时男性盆腔肌肉节律性收缩的原因。对于海绵体血管内皮细胞和平滑肌细胞，雄激素也可产生积极影响，可延长内皮细胞寿命，降低内皮细胞促炎标志物的表达，并抑制血管平滑肌细胞的增殖和内膜迁移。睾酮水平低下与内皮细胞和平滑肌细胞的凋亡增加呈显著相关性。研究表明低睾酮水平可损害内皮祖细胞的增殖、迁移和归巢。低睾酮水平可影响间充质祖细胞的肌源性分化。睾酮和双氢睾酮也可通过其非基因组效应，对阴茎动脉和海绵体平滑肌起到舒张作用。

睾酮在勃起功能障碍治疗中的应用与禁忌：对于性腺功能正常的男性，若对其外用睾酮制剂以实现超生理血清水平的睾酮浓度，虽可在一定程度上提升受试者的性唤起度，却无法显著增加其晨勃频率或手淫、性交的频率。但对于本身患有性腺功能减退且已出现不同程度睾酮水平降低的患者而言，应用睾酮补充或替代治疗对改善其勃起功能有益。性欲、性交满意度、高潮快感和整体性满意度等性功能的其他方面也可通过睾酮替代治疗得以改善。性功能障碍应当被认为是雄激素减退的主要指征，因为这些症状都能随睾酮水平恢复正常而改善。对于仅伴有轻度 ED 的性腺功能减退患者，单纯的睾酮替代治疗可能更加合理。而对于 ED 症状较重的性腺功能减退患者，需加用 PDE-5 抑制剂等药物。

但值得注意的是，许多睾酮水平低于正常的男性并未表现出明显的症状。Kohler 的研究表明，在睾酮水平严重降低（TT < 200ng/dL）的患者中，只有 47% 的患者报告出现了 ED 相关症状，而对于睾酮水平轻度降低（200ng/dL < TT < 400ng/dL）患者 ED 症状的发生率仅为 7%。因此，对于以 ED 作为首发症状的求诊患者，美国泌尿外科学会（American Urological Association，AUA）的最新诊疗指南建议常规行晨起睾酮水平检测（中等推荐，证据等级 C）。

睾酮缺乏的病因通常源于原发性睾丸功能衰竭或继发于垂体及下丘脑病变（如导致高泌乳素血症的功能性垂体瘤等）。因此，在应用睾酮替代治疗前，首先应明确导致睾酮缺乏的原因，在排除其他引起睾丸功能衰竭的内分泌原因后方可应用。在应用睾酮治疗前，应常规行直肠指检、血清前列腺特异抗原、红细胞压积、肝功能和血脂检查等。在治疗过程中，还应监测其临床反应、红细胞压积及肝脏、前列腺疾病的进展。

目前，关于睾酮治疗是否会导致前列腺癌复发或进展的风险升高仍无定论。因此，睾酮治疗禁用于未经治疗的前列腺癌患者，既往有前列腺癌病史的男性能否接受睾酮治疗亦尚存争议。

睾酮在男性心血管健康中的作用亦存在争议。由于评估睾酮治疗的临床研究尚无法提供心血管方面不良事件的确切证据，因此美国内分泌学会的诊疗指南并未对心脏病患者是否应进行性腺功能减退筛查提出建议，也未建议心脏病患者补充睾酮以提高生存率。出于同样的考虑，对于不稳定心脏病患者也应禁用睾酮。

（三）其他口服药物治疗

高泌乳素血症时，排除垂体肿瘤后可采用多巴胺受体激动剂治疗。此外，临床采用的药物还有作用于中枢的药物，如阿扑吗啡、曲唑酮；作用于局部的药物，如育亨宾、酚妥拉明。现均非临床常规用药。

二、外治法

（一）血管活性药物海绵体内注射

20 世纪 80 年代初，Virag 和 Brindley 两位医生相继发现阴茎海绵体注射罂粟碱（Papaverine）或酚妥拉明（Phenoxybenzamine）数分钟后，可引起阴茎勃起。该方法很快被世界各地泌尿外科医师所引用，为相当数量的患者找到了一种新的、有效的、安全的治疗方法，是勃起功能障碍治疗历史上的革命。1985 年 Zorgniotti 和 Lefleur 报告将上述两种药物联合应用其效果更佳。1986 年发现前列腺素 E（PGE）效果更好，副作用更少。到 1990 年证实 PGE 加罂粟碱和酚妥拉明即所谓三联用药更符合临床需要。目前，新的血管活性药物如血管肠肽（vasoactive intestinal polypeptide，VIP）等不断推出，但临床上最常用于海绵体注射治疗勃起功能障碍的药物是罂粟碱、酚妥拉明和前列腺素 E1。

这些血管活性药物均能松弛阴茎海绵窦平滑肌或（和）阴茎动脉平滑肌而达到阴茎勃起的目的。当然这些血管活性药物也可对全身平滑肌产生药理作用，但由于应用海绵体注射时剂量小，局部药物浓度较高，而只有极少量药物进入全身血液循环，故无明显全身血管扩张不良反应。

1. 注射方法

将药物注入阴茎海绵体腔内，诱导阴茎勃起以完成对疾病的诊断或治疗。注射部位选择在阴茎两侧的中部，以避开背神经、血管、尿道及阴茎头部。因两侧海绵体腔是连通的，在任意一侧注射均可使药物进入两侧海绵体内。注射时需注意进针深度以免注入尿道或皮下。在注射完成后，需压迫注射部位数分钟以避免血肿形成。

2. 作用机制

海绵体注射的药物多为各类血管活性药物，其主要作用机制是通过舒张海绵体平滑肌，使海绵体充血，获得勃起状态。曾经使用过的药物包括罂粟碱、前列腺素 E1、酚妥拉明、血管活性肠肽、酚苄明、百里胺和硝普钠等多种，这些药物的药效与副作用不尽相同，可通过单独使用或混合使用来诱发勃起。混合使用可减少每种药物的剂量，增加有效率。

3. 常用药物

目前在国内较常用的药物是罂粟碱、前列腺素 E1 和酚妥拉明。

罂粟碱是一种生物碱，在体内经肝脏代谢。其对磷酸二酯酶（PDE）有非特异性的抑制作用，因而可以抑制平滑肌中 cAMP 和 cGMP 的降解，使海绵体组织松弛。此外，罂粟碱单独使用可以诱发勃起现象，但有效率较低。同时，该药副作用发生率较高，主要表现为肝酶升高、阴茎持续勃起和海绵体纤维化。近年来该药已很少单独用于海绵体注射。

前列腺素 E1 可与平滑肌细胞的前列腺素 E1 特异性受体结合，激活腺苷环化酶，增加细胞内 cAMP，使肌肉松弛；其还可与交感神经的特异性受体结合，抑制去甲肾上腺素的释放，调节交感神经节律，促使阴茎勃起。该药可单独使用诱发勃起，具有很高的有效率，是目前最常用的药物。该药在海绵体局部代谢，约 1 小时即可代谢完毕，较少进入海绵体外循环，副作用发生率相对较低，几乎不引起阴茎持续勃起。其主要缺点是注射部位勃起疼痛的发生率较高，药价较贵且需要冰箱储存。

酚妥拉明是短效非选择性 α 受体阻滞剂，可以降低交感神经兴奋性，使阴茎更易于勃起。该药单独使用难以诱发勃起，常和其他药物混合使用以降低给药剂量，提高有效率，减少副作用的发生。其副作用主要为外周 α 受体阻滞效应，包括低血压、心动过速、鼻黏膜充血和胃肠道不适等，在注射剂量较低时较少发生。

因不同个体对于血管活性药物的敏感性不同，为避免出现阴茎持续勃起，海绵体注射药物时需从小剂量开始，如不能诱发完全勃起，则可逐渐增加剂量。单独使用前列腺素 E 的剂量通常为 5 ～ 40ug，罂粟碱通常为 10 ～ 30mg。混合制剂一般为前列腺素和酚妥拉明双药混合剂（浓度分别为 10ug/mL 和 0.5mg/mL）、罂粟碱和酚妥拉明双药混合剂（浓度分别为 30mg/mL 和 0.5mg/mL）及前列腺素、罂粟碱和酚妥拉明三药混合剂（浓度分别为 10ug/mL、30mg/mL 和 0.5mg/mL），根据混合制剂组分不同，用量一般在 0.25 ～ 1mL。

4. 不良反应

海绵体内注射血管活性药物的近期并发症主要有头晕、局部血肿、注射部位疼痛（前列腺素 E_1 常见）和阴茎持续勃起（罂粟碱常见），通过混合使用药物可降低近期并发症的发生率。近期并发症中最严重的是阴茎持续勃起，即勃起状态持续 4 小时以上不能消退，如不及时处理可导致海绵体组织破坏，丧失勃起功能。在轻度阴茎持续勃起早期可尝试口服肾上腺素激动剂特布他林及局部冷敷等方法，如无效则需在局麻下穿刺海绵体放血并使用肾上腺素激动剂灌洗，灌洗过程中需密切注意血压和心电图变化。自我注射治疗的患者，阴茎勃起持续 2 小时以上时即需要及时联系医生进行处理。

（二）负压吸引缩窄装置

随着勃起功能障碍诊断技术的发展，许多勃起功能障碍得到了准确的病因诊断及针对性治疗，效果良好，但仍有一些器质性勃起功能障碍或难治的心理性勃起功能障碍目前尚无法根本解决。因此寻找一种有效的机械装置就成为众多学者研究的目标。早在 1917 年美国人 Lederer 就设计出一种真空助勃装置，但未引起重视，直到 1960 年 Geddings Osbon 设计开发了负压吸引缩窄装置（vacuum constriction device，VCD）并于 1982 年获 FDA 批准，从那以后的 10 余年来，各种负压吸引装置相继问世，并在全世界范围广泛应用。

VCD 引起勃起的血流动力学与正常勃起的血流动力学不同，它无海绵体和平滑肌主动松弛。动物试验表明：使用 VCD 后动脉血流未增加，但静脉回流明显减少，海绵体和阴茎皮肤血液充盈导致阴茎膨大，其海绵体内压可达到注射罂粟碱后水平。各个厂家的负压吸引缩窄装置可能有不同设计，但都包含 3 个基本部件：一端有开口的圆筒，用来容纳阴茎；真空泵；收缩环（或称张力带、闭锁带）。VCD 的圆筒一般用透明材料制成，自开口向一端逐渐变细，有一条细管与抽气泵连接。有些 VCD 一端为开口，另一端直接与泵连接。原来的 VCD 需手动调整压力，目前已制造出由电池带动的抽气泵，以方便患者使用。

目前常用的负压吸引缩窄装置类型有：

1. Osbon 助勃装置　VCD 即属此种，它由透明的塑料真空筒、真空泵、连接管和缩窄环组成。将话筒大小的真空筒套于阴茎上，可刮掉阴毛，以避免其影响密闭效果，按动真空泵使其产生负压吸引，阴茎胀大并逐渐达到勃起状态后，将缩窄环套于阴茎根部，从而阻断静脉的回流，维持勃起状态，最后去掉真空筒，一般缩窄环最长放置时间为 30 分钟。

2. Synergist 助勃装置　真空阴茎套（vacuumentrapment）属此类，是一种似阴茎套的外支撑装置，由软的透明硅橡胶制成，特点是阴茎胀大后不需缩窄环，性交时外支撑物仍固定在阴茎上。

3. 康乐助阳器　利用负压助勃原理生产出的男子性功能康复装置，具有负压温控水按摩、电磁振荡和离子导入等功效，帮助阴茎勃起。

VCD 现已广泛用于临床治疗，效果也较肯定。Witherington 观察 1517 例患者，92% 能够产生勃起，72% 可完成性交；Cookson 和 Nadig 随访 216 例患者，满意率为 84%，对方满意率为 89%。另有研究指出：患者刚开始使用 VCD 的满意度为 64%，长期（1～3.5 年）使用时为 55%；首选 VCD 治疗的勃起功能障碍患者约有 75% 会继续使用，其他 25% 的患者一般在前 3 个月内中止使用。Althof 报告 VCD 使用率为每周 3.5 次；许多使用 VCD 的患者增强了自尊心和幸福感。主要缺点：患者必须中断性活动来操作 VCD 装置缺乏性生活的自然性，需要一定的灵巧性等，少数患者有麻木、疼痛、射精困难、皮肤淤斑及个别人有阴茎皮肤擦伤等，但这些均属轻微的不良反应，一般在 48 小时内可消失。

负压吸引缩窄装置具有无创性，并发症少，使用不受限制和可接受等优点，适用于各种原因勃起功能障碍，对手术治疗失败如假体取出者也可应用，但海绵体纤维化、Peyronee 病患者效果不好，一些凝血机制障碍和服用抗凝药物患者使用时应谨慎。

（三）低能量体外冲击波治疗

1. 体外冲击波的分类和机制 冲击波是一种频率在 16 ～ 20Hz 的双向声波，即一个短时间极高的正向波幅其后紧随较长时间的低幅度负向波幅，总时间通常＜ 10us。最初，体外冲击波主要用于治疗泌尿系统结石。随后，Ogden 等首次将体外冲击波应用于治疗骨不连，发现其具有促进骨折应合的作用。Rompe 等率先提出以能流密度将治疗性冲击波的能量进行分级：研究显示，能流密度 0.0 ～ 1.2mL/mm² 的冲击波在治疗中产生的效果也不尽相同。因此，通常将能流密度＞ 0.6mL/mm² 的冲击波用于结石的治疗，而＜ 0.1mL/mm² 的冲击波作为中低能量输出，用于骨骼、肌肉、软组织系统疾病治疗针对低强度体外冲击波（v-aplensily/Shock Wave Therapy，LiSWT）在组织修复功能中的作用，不同学者先后做了大量的研究，表明其可以刺激血管生长相关因子的表达，如内皮一氧化氮合酶（eNOS）、血管内皮生长因子（VEGF），以及增殖细胞核抗原（PCNA）等，从而扩张血管，促进血液循环。目前，体外冲击波已被成功地用于缺血性血管疾病的临床治疗中。此外，也有报道表明，干细胞募集在 LiSWT 修复组织的病理生理学过程中也起到了重要的作用。利用冲击波使内源性干细胞在受损部位聚集将有利于组织修复。同时，LiSWT 的机械性外作用力也可作用于干细胞微环境后直接转化为机械信号，调控相关的细胞内信号通路，影响细胞的形态、黏附性及细胞骨架，最终调控干细胞的生长发育，定向分化及衰老凋亡，进而促进阴茎血管内皮的修复。

2. LiSWT 治疗 ED 的基础研究

众所周知，阴茎勃起与血管、神经、内分泌系统，以及肌肉、结缔组织密切相关，各种外界的不良因素影响阴茎勃起过程中的任一环节，最终产生可逆甚至不可逆的 ED。目前研究比较清楚的引起阴茎勃起的分子生物学机制主要是，在神经内分泌系统的调节下，NO-cGMP 信号通路激活，使得海绵体组织充血、胀大，导致阴茎勃起，国内外已有大量实验表明，LiSWT 在 1 型糖尿病 ED 大鼠模型的治疗中具有显著效果。

3. LiSWT 治疗 ED 的应用现状

已有多位学者报道并证实，LiSWT 用于治疗阴茎硬结症（Peymmies disease，PD）患者勃起功能、勃起疼痛及生活质量是有效、安全的。在 2013 版欧洲泌尿外科学会（EUA）修订的《ED 临床诊疗指南》及国际性医学学会（ISSM）的《性功能障碍诊治指南》中，已经将 LiSWT 列入新兴的一线治疗 ED 的方法。2016 版中华医学会男科学分会 ED 指南中亦将其作为物理治疗中的一种有效的积极治疗手段予以常规推荐。但 LiSWT 治疗 ED 的远期疗效、安全性及不良反应，仍需要长期随访，并且对于 ED 更加确切的组织病理学上的改变仍有待深入研究。且国外人口学特征与我国不同，国内尚无临床试验研究评价其有效性和安全性。国际上对于 LiSWT 治疗 ED 的能量剂量水平亦尚无统一标准，LiSWT 治疗 ED 方面的临床研究文献仍较少，有限的研究多集中于动物实验水平，临床应用还不成熟，缺乏循证医学支持下的一套公认的 LiSWT 最优化治疗模式、程序及疗程。

（四）阴茎假体植入

随着新药问世和对勃起功能障碍发病机制了解增多，外科手术治疗逐渐减少，但仍有一些勃起功能障碍患者需要手术加以解决，一般都是经其他各种治疗无效者。假体植入就是一种效果较好的外科治疗方法。

1936 年 Bogras 首先报告了肋骨植入阴茎的方法，但其易折断和可吸收使手术效果不好；1952 年 Godwin 和 Scott 采用丙烯酸支撑物放于海绵体之间；1966 年 Beheri 使用聚乙烯材料假体，但假体过于僵硬；1973 年 Scott 首次报告使用由一对圆柱体、泵和储液囊构成的可膨胀性假体，此后不久 Small 等报告采用半硬或可弯曲的假体。从此以后各种可膨胀性假体和半硬式假体陆续问世。

目前市场上的阴茎假体主要有半硬性、可弯性（非充水式）阴茎假体和可膨胀性（充水式）阴茎假体。每种假体各有利弊，其有效性、操作难易程度及患者的满意度各不相同。患者的倾向性、操作能力、经济情况及其他一些因素都会影响其对勃起功能治疗方式的选择。例如半硬性假体无须特殊操作，适于合并关节炎、帕金森病的患者使用，且机械故障率相对小。而可膨胀假体必须由患者充水和放水，相对较麻烦，但患者无论在有无勃起的情况下均有较自然的外观。

1. 半硬性／可弯性假体　半硬性假体或称可弯曲性假体是一对植入阴茎海绵体内的圆棒，主要是为了适应患者可接受性，即平时阴茎可向下弯曲，性交时可扶直。假体有不同的规格以适于各种阴茎大小的患者应用，假体外层覆有硅胶以防止组织进入其内生长。

2. 可膨胀性假体　有 3 种可膨胀性（充水式）阴茎假体：三件式、二件式和单件式。目前现有的单件式假体有 Flexi-flate，Hydroflex 和 Dynaflex（AMS 公司出品）几种，它的水囊和泵在圆柱体内，直接植入阴茎海绵体，患者需要勃起时，可挤压龟头内的泵，液体（2 ~ 3mL）即由蓄水腔移至无伸缩性的中间腔里，使阴茎变硬，但阴茎大小与未勃起时一样，欲使假体变软时，可将阴茎弯曲，12 秒钟之后，液体会自动流回蓄水腔内，这种假体价格便宜，手术时间短，但硬度不好。因为这种方法可使海绵体组织膨胀，故使用一段时间后，会出现勃起硬度不够，大约 50% 用单件式假体的患者会改用三件式阴茎假体。

二件式的泵和水囊混合为一体放于阴囊内，两个可膨胀圆柱植入海绵体内，这种阴茎假体对有盆腔手术史者较为适合，因为无需将水囊置于腹壁后膀胱前间隙。目前常用的有 Mark Ⅱ（Mentor 公司）和 Ambicor（AMS 公司）两种型号。Mark Ⅱ 于 1988 年开始使用，它由两个多氨基甲酸乙酯圆柱体连接到一个位于阴囊的组合装置，此装置同时作为泵和贮水槽，泵常位于睾丸之间，若想获得勃起，挤压泵会使贮水槽内水流向两个圆柱体，从而获得勃起。这种假体不适合阴囊较小的患者。AMS 公司于 1994 年开始使用 Ambicor 二件式假体，它与 MarkII 不同的是贮水槽位于圆柱体后端，约 3mL 液体流到圆柱体内时，阴茎便会呈勃起状态，且其泵比 MarkI 型的泵要小，但安装起来相对较难。

三件式可膨胀性阴茎假体都有一对圆筒、一个阴囊内的泵和一个位于腹壁下的贮水槽。因为贮水槽在体内，所以容量可以很大，液体可从圆柱筒内完全抽出，要使阴茎萎软时可有最自然的外观。该种假体可使阴茎直径和长度均增加，且外置涤纶网有防止白膜膨出的作用，效果最好，但价格较贵。

阴茎假体植入已从一种实验性的、费时的手术发展成现在 1 小时内即可完成的常规手术。目前报告约 90% 的患者及其配偶对阴茎假体总体上感到满意，Lewis（1995）报告植入术后 66% ～ 92% 的患者满意，60% ～ 80% 的配偶满意。但由于假体植入患者一般术前都有较高的期望值，所以术前必须向患者交代清楚可能的并发症及术后预期效果，并告诉患者术后可能出现阴茎变小、龟头感觉改变、射精困难或延迟等，最好患者妻子能共同参加术前讨论，使患者及家属有一个合理的期望值。年轻人，喜穿泳装、经常参加短跑者选用可膨胀性假体较好。

术式包括：冠状沟下路径（只适合半硬性假体）；阴茎阴囊路径（适用于可膨胀性假体）；耻骨下路径。并发症包括：①感染，是阴茎假体植入最严重的并发症，大约有 2% 的发生率，脊髓损伤、糖尿病、尿道感染患者是发生感染的高危人群，发生感染后假体都必须取出；②侵蚀，手术、感染或缺血均可造成假体周围组织损伤而使假体侵蚀之，形成脓肿并最终破出皮肤外；③机械性故障，充水式假体机械故障率较高，目前随着厂家不断改进，机械故障率已经大大降低了，但一经出现故障修复或更换是必要的；④纤维化，假体植入可使海绵体内形成纤维化，曾经感染或曾经接受假体植入手术者会更明显，使再次手术更困难；⑤自发膨胀：通常发生在手术后 3 个月内直至组织愈合以后；⑥部分阴茎假体移位，最常发生的是阴囊泵的移位，圆柱体交叉移位、贮水槽突出到腹股沟也可见到。一般再手术率为 2% ～ 10%，但假体种类和患者病情不同而比率可有不同。

另外，无论植入何种假体，经过一段时间后，假体都有可能需要调整、修复或更换。5 年内需要修复或更换的比例是 5% ～ 10%。没有完整的资料说明各品牌假体的修复率或更换率，但可以肯定的是 15 ～ 20 年几乎所有的阴茎假体都须更换，尤其是可膨胀性阴茎假体。

（五）血管手术

1. 动脉血管重建

目的是将阴茎动脉血供异常造成的流入血流减少提高到较高水平，保证阴茎勃起的需要。正常情况下，维持勃起的动脉血流入量是 100mL/min，勃起功能障碍者明显达不到此水平，病变部位包括近端的腹主动脉、髂内动脉和远端的小的阴茎供血动脉。近端血管病变理论上可通过血管成型，动脉内膜剥脱术和血管移植术来改善，远端则主要采取血管重建加以治疗。

　　自 1973 年 Michal 发明血管重建术以来的 20 多年时间里，先后有近 20 种手术方法，有些人还将血管重建应用于静脉性勃起功能障碍或动静脉混合性勃起功能障碍的治疗上。Michal 最早将腹壁下动脉与海绵体直接吻合，有效率为 35%，但一年后满意率却非常低，后来他又发明了腹壁下动脉与阴茎背动脉吻合，有效率达 56%，这种间接吻合法为血管重建术的发展奠定了基础，并随之出现了多种改进的方法。

　　患者术前应进行病史、体检、实验室检查，罂粟碱海绵体内注射试验等证实为血管性勃起功能障碍；彩色双功能超声检查提示阴茎动脉血流入量减少，舒张末期血流流率（EDV）＞ 5cm/s，海绵体造影显示：增加灌流速度可以维持勃起，否则为海绵体结构异常，应行假体移植，不适合血管重建。动脉造影是必需的检查，如发现大血管病变，则应行血管成型，当然动脉造影只能提供一些解剖方面的信息，并不能提供阴茎动脉血流入情况。总的说来，血管重建的最佳对象应为小动脉阻塞如盆腔外伤后，而全身性动脉硬化不适合。

　　手术方法包括：①腹壁下动脉与阴茎海绵体吻合术（MichalI 法）；②腹壁下动脉与阴茎背动脉吻合术（MichalII 法）；③腹壁下动脉与阴茎背动、静脉吻合术（Hauri 法）；④阴茎背深静脉动脉化（Virag 法）；⑤腹壁下动脉与阴茎动脉吻合术（Konnak&Ohi 法）。

　　血管重建的并发症包括龟头水肿、坏死，伤口感染，尿潴留，龟头感觉改变等。手术效果差异较大，近期有效率 40% ～ 80%，目前尚缺乏术前和术后客观指标的变化情况如彩色双功能超声血流等，以及与勃起改善之间的关系。虽然远期效果不佳，但手术价值仍存在，最起码可以恢复自发勃起并使假体移植延迟。Konnak&Ohi 法术后满意率为 67%，远期为 22%。年龄大于 60 岁、糖尿病、吸烟、全身血管疾病等因素与手术预后呈负相关。会阴盆腔外伤后造成的动脉性勃起功能障碍的年轻人手术效果最好，一般手术后有效率可高达 70% 以上。

2. 阴茎静脉手术

　　静脉漏的发生常由于阴茎白膜下静脉被动性压迫关闭机制失常引起的，包括海绵体平滑肌舒张不全、神经控制异常、海绵体纤维化引起的弹性丧失等原因。静脉漏的诊断应包括海绵体测压、海绵体造影、彩色双功能超声等。

阴茎静脉手术目的是增加血液回流的阻力。常见的手术方法包括：①阴茎背深静脉结扎术；②阴茎海绵体脚静脉结扎术；③阴茎海绵体静脉结扎术；④尿道海绵体剥脱术；⑤双髂内静脉结扎术。

Vale 等报告静脉结扎可使 70% 患者恢复性交能力（3 个月随访），但 2 年随访有效率一般低于 20%。手术效果不好的原因很大程度与患者选择不当有关，一些患者虽存在静脉关闭不全但并未检查出动脉血流入不足或平滑肌病理改变情况，所以术前明确诊斯是单纯静脉性原因者手术效果好。Kim 和 McVang 报告治疗单纯静脉性勃起功能障碍，平均随访 29 个月，有效率达 60%；Junemane 等报告治疗单纯性勃起功能障碍，58% 恢复勃起，另有 26% 对海绵体注射满意。因此，对动脉流入正常，维持灌注速，< 150mL/min 的静脉性勃起功能障碍可以行静脉手术，否则应行血管重建。国内相关报告采用阴茎背深静脉结扎治疗静脉漏性勃起功能障碍，平均随访 16 个月，总有效率为 70%（63/90）。

外科手术是在其他治疗使勃起恢复无望情况下的一种治疗方法，虽然血管手术远期效果尚不理想，但随着诊断和手术技术不断改进，以及对勃起功能障碍发病机制的研究不断深入，外科手术完全有可能使几乎所有的勃起功能障碍患者重新获得性交能力。

三、其他治疗

（一）性心理治疗

由于多数勃起功能障碍患者存在心理性因素，所以心理治疗是十分必要的，随着对影响勃起的性心理因素的认识不断深入，针对性的性心理治疗在勃起功能障碍治疗中所占分量也越来越大。各种药物及其他辅助治疗也必须和心理治疗相结合才能发挥更好的效果。因此医生在与患者接触中应有同情心，询问病史要细致深入，尽量探寻可能造成勃起功能障碍的精神心理或社会家庭因素，检查要轻巧全面，以便获得患者的信任，更好地配合治疗。

焦虑是导致心理性勃起功能障碍的重要病因，常常由于担心性交失败，思想上背了包袱。当性生活开始时，思想上的顾虑立即出现，以致阴茎不能满意勃起，如此恶性循环，病情加重。对于这类患者，治疗时应着重于性知识教育和心理咨询，耐心开导逐渐使患者消除顾虑，树立战胜疾病的信心，最终改善病情或治愈。注意应多谈论患者的发病，而不要轻易下结论，尤其"勃起功能障碍"之类的诊断，一旦患者背上思想负担，不仅无助于治疗，而且还可能加重病情。性心理治疗最好夫妻双方共同参与进行，因为性活动是夫妻双方共同参与的行为，性生活不协调是双方的问题，不应该责怪任何一方，双方共同参加治疗可使患者减轻心理压力，更好、更快地康复；不能认为性生活仅仅是性交，还包括双方的语言交流、爱抚、亲吻、拥抱等非性交的情感交流，过分注意勃起功能就会失去性生活的自然性和乐趣；出现性功能障碍是常见的，绝不意味着治愈无望，更不能产生埋怨、焦虑与不满情绪。

在20世纪60年代以前，由于普遍认为性功能障碍是由潜意识里的心理冲突所造成的，往往是童年经历的反映，所以常采用精神分析法，通过心理分析暴露内心冲突，进而解决这些矛盾以达到治愈。到20世纪60年代末期，Masters和Johnson提出行为和心理教育相结合的行为疗法，取得满意效果。20世纪70年代Kaplan又将上述疗法补充、更新和完善，逐渐发展至今。

性感集中训练是目前心理性勃起功能障碍最重要的治疗方法，适用于几乎所有性功能障碍患者的治疗，其目的在于解除焦虑，增进夫妻间沟通与交流，提高从语言交流到非语言交流的技巧，逐步改善夫妻关系和性功能。该训练应在安静舒适条件下进行，双方应创造一种相互理解和温馨的氛围，不要谈论与治疗无关的话题。主要分为如下三个阶段：非生殖器官性感集中训练：双方裸体，相互触摸、爱抚、亲吻，但不要触及生殖器官，尽量做到放松，消除紧张与恐惧心理，鼓励双方多交流，特别是非语言的交流，让对方了解自己躯体的性敏感区，力求通过相互爱抚激发性感，逐渐过渡到激发性欲。训练一般持续20～30min，最后夫妻双方搂抱在一起结束。如此反复训练，每周2～3次。

1. 生殖器官性感集中训练：经过1～2周的非生殖器官性感集中训练，患者可以开始生殖器官性感集中训练，此时以触摸和爱抚性器官为主，但不要急于插入阴道，如在每次训练中出现阴茎勃起，则立即停止刺激，待勃起消退后再次爱抚和按摩性器官，如此 1～2 周训练可使患者进一步消除恐惧感唤起性反应，最终树立正常勃起的信心。

2. 阴茎插入训练：本阶段训练目的是使阴茎插入阴道并维持勃起。在阴茎插入阴道后，夫妻双方不做任何抽动，保持阴茎勃起状态，尽量感受插入的快感，待阴茎疲软时可稍事活动，如此训练至有满意勃起，最后过渡到阴道内抽动阶段，直至射精达到性高潮。由于阴茎成功插入阴道是心理性勃起功能障碍患者最难完成的，此时医生应不断支持和鼓励患者，同时最好采用女方在上位的姿势，由女方用手帮助将阴茎插入，这样更易使性交成功。往往经过 1～2 次性交成功后，心理性勃起功能障碍即可获得痊愈。

该法治疗勃起功能障碍的改善率在 20%～81%。HautonK 在 1983 年采用此法治疗 154 例非选择性患者，治愈率达 67%，对性欲低下、夫妻关系不好及双方对治疗愿望不强烈者心理治疗效果不佳。

第七章　阴茎中风学说的提出

中医学对阳痿认识较早，在治疗阳痿方面尤其是伴有腰酸、乏力、精神不振等躯体症状的患者有一定的优势。随着中医学在现代的发展及其对阳痿的深入研究与重新认识，阳痿的病因病机及治疗法则等方面有许多新的创新之处。阳痿的论治从之前的"从肾论治"为中心转变为"从肝肾论治""从心论治""从络论治"等多方面的综合论治。通过长期在临床观察发现，阳痿临床表现为阴茎萎软不起，与中风类疾病肢体不用相似，因此在阳痿的治疗方面，本书提出了阳痿"阴茎中风理论"。"阴茎中风理论"共有两部分具体内容：其一，阳痿多起病突然，与情绪波动密切相关，时好时坏，符合"风善行而数变"的特性，由此提出了"风邪致痿"的概念，并由此延伸出"阳痿从风论治"；其二，血脉、血络构成中医认为的玉茎胀大的物质基础，因此，络脉瘀滞、血瘀形成是造成阳痿的基本原因。本章将对阳痿"阴茎中风学说"作一全面阐释，望能为临床治疗阳痿提供新的治疗思路与方法。

一、阴茎中风学说理论背景

（一）中医"风"的理论

中医"风"的概念非常广泛，包含多种完全不同的理论概念，但是常见的为外风与内风。外风是自然界流动之气发生变化而生成的风邪，为外感六淫之一；内风主要是机体内部的病理变化所导致的风自内生，亦即机体内部的气血阴阳运行失常。历代医家在《黄帝内经》等的基础上，根据临床实践经验及疾病的发展演变特点不断发展着风邪致病的理论，风证理论经历了从外风到内风，由浅入深，从初步认识、不断发展到逐步完善的过程。内风，又称肝风、肝风内动、风气内动，是机体阳气亢逆变动而形成的一类病理表现。临床上凡出现动摇、眩晕、震颤、抽搐等症状者，即可概括为风气内动。内风所涉及的病证范围很广，现代临床常见的脑血管意外、脑动脉硬化症、高血压脑病、癫痫病、震颤麻痹综合征等多属于中医内风证，中医学称为中风、眩晕、痫证、颤证等。在传统中医基础理论中，对风气内动的成因大多概括为肝阳化风、热极生风、阴虚生风、血虚生风及现代中医理论发展出来的瘀血生风等。无论外风或内风，都具有风邪的性质及致病特点：①轻扬开泄。风为阳邪，具有向上向外、升发开泄的特性。②善行而数变。即风邪致病多有病位游移不定、变化迅速多端的特点。③风为百病之长，易兼夹他邪致病。④风性主动。是指风邪致病会导致人体出现身形动摇的特点。

（二）阳痿与"风"的联系

中风是指临床上以突然的昏倒，意识丧失，伴发口角歪斜、语言不利而出现半身不遂为主要症状的一类疾病。狭义的概念主要指现代医学中的脑梗死、脑出血等脑血管病变。随着对脑中风的病因病机的不断研究与深入的认识，发现血瘀病机是其终极病机并贯穿疾病的始终。而临床实践中发现心血管疾病以血栓阻塞形成，导致血液循环受阻的疾病与脑中风病因病机及临床表现相似，也属中风的范畴。王显教授根据中医理论结合临床研究提出"络风内动"假说和"心脏中风"的概念，认为血瘀痰浊阻于心络是导致急性冠脉综合征的重要原因之一。而阳痿的终极病机就是血瘀，现代研究显示阳痿主要是由于阴茎海绵体血液灌注不足，阴茎局部血液循环障碍导致的阴茎痿软不起。另外，阳痿多起病突然，与情绪波动密切相关时好时坏，符合"风善行而数变"的特性，因此，本书提出了阳痿"阴茎中风"的概念。

二、阴茎中风学说基本内容

近年来，李海松教授在临床诊治过程中发现，阳痿在临床表现方面与

"心脑中风"相类似，主要有三个方面：第一，阳痿的相关症状类似于中风类疾病中出现的肢体痿废不用。阳痿多表现为或完全无法勃起，或举而不坚，或坚而不久，而这些症状与因"中风"导致的"半身不遂"虽然表达部位不同，但是其结果相同，都为身体部位肢体的"不用"。第二，因为阳痿常具有时好时坏、突然发病且常与情绪波动密切相关的特点，符合"风善行而数变"的特性。第三，阳痿与中风病的终极病机均为血瘀。根据以上临床表现，李海松教授认为与临床"心脏中风""脑中风"相比，阳痿只是所表现的部位不同，其本质是相同的。第四，阳痿的治疗上，采用与中风相同的活血通络的治疗思路，疗效较好。所以，我们认为阳痿与"脑中风""心脏中风"同为"中风"，均以瘀血阻络为基本病机。可将阳痿归类于内风中的"中经络""络风内动"证，临床上从中风论治，采用活血通络的思路治疗。

与此同时，在脑中风与阳痿的相关性研究中，李海松教授针对248例男性缺血性脑卒中患者（年龄≤65岁）进行调查。结果显示：脑卒中患者IIEF-5评分在发病前为19.66±4.30，发病后为13.26±6.52（$P < 0.01$），在脑卒中发病前合并阳痿的患者达45%，脑卒中发病后占77.73%（$P < 0.01$）。中医证候分型调查显示，有108例（43.5%）患者为痰瘀阻络证，37例（14.92%）为气虚血瘀，29例（11.69%）为风痰阻络；辨证属痰瘀阻络的患者中伴发阳痿者占79.63%，属气虚血瘀的患者中伴发阳痿者占86.49%。研究证明，血瘀阻络是脑中风与阴茎中风内在联系的关键，是两者共同的病机，脑中风与阴茎中风的发病有相关性。

（一）病因病机

1. 阳痿与血瘀生风

阳痿基本病机可以概括为肝郁、肾虚、湿热、血瘀，其中血瘀在阳痿的发病中占有很重要的地位，是其最终的病理趋势。而且肝郁、肾虚、湿热等引起的阳痿在疾病进展过程中也可导致血瘀病机的出现。肝郁气滞，气血运行不畅，或气郁化火，或耗伤阴血，形成瘀血；湿热内生下注，或感受湿热之邪，内阻中焦，宗筋失养而受灼，下焦气化不利致瘀；肾虚则肾阳无力推动血液运行，则脉道涩滞而成血瘀。据现代医学研究表明，阳痿发生的病理基础与血管内皮功能紊乱受损密切相关，冠状动脉粥样硬化、糖尿病等引起的阳痿皆是通过影响血管内皮功能而导致。而血管内皮功能紊乱从中医理论来说，即血瘀的病理变化。因此，血瘀是阳痿重要的病机并贯穿疾病的始终，而中风的病理基础即为血瘀。瘀血既是病理产物，又是致病因素。瘀血可以发生在人体的任何部位，当其出现于阴茎部位时，当瘀血加重到阻塞经络，使筋脉失养，影响筋脉功能时，即可产生内风，即阴茎中风。因此，血瘀生风的根本病机在于血液阻滞，阻塞脉络，使筋脉失养，挛急刚劲。

2. 阳痿与络风内动

络病理论由清代叶天士提出，即"经主气，络主血"，"初为气结在经，久则血伤入络"。而阳痿与络病密切相关而有许多相似之处。在生理方面，络脉具有气血运行缓、面性弥散、末端连通、双向流动的特点；阴茎动脉血管非常细，尤其是阴茎疲软时血流更为缓慢，容易出现循环障碍。络脉又有满溢贯注的特点，阴茎勃起时血液涌入海绵体，维持阴茎的勃起状态。在病理变化方面：络脉具有易滞易瘀、易入难出、易积成形的病理特点，而阳痿终极病理趋势为血瘀，血瘀循环受阻，进而导致络脉瘀滞、空虚，进展为络病。因此，李海松教授提出阳痿从络论治，认为络脉瘀阻是阳痿发生、发展的关键环节。若遇诱因触动，如情绪过度波动、劳累过度、饮食不节、烟酒过度等不良诱因，可导致气化失常、气血逆乱，破坏机体病理状态下的相对平衡，加之肝郁化热，炼津为痰，阻塞络脉；肾虚阳气无力推动气血运行而致络脉瘀阻；湿热困脾，内生痰湿，湿阻气机，气血运行障碍，而生痰瘀阻滞络脉；血瘀进一步加重瘀血形成，影响到阴茎络脉系统，导致络脉瘀阻程度加重，引发络脉细急痉挛而出现络风内动。

3. 阳痿与肝郁化热生风

现代医学研究表明，过久的焦虑、抑郁等不良精神刺激可导致大脑皮质、皮质下高级中枢及脊髓低级中枢功能紊乱，失去正常整合、协调作用，大脑皮质对性兴奋抑制加强，导致男性性激素水平下降，引起性欲减退及勃起功能障碍。而出现阳痿的患者又常常伴有抑郁和自尊心的下降，如此反过来又加重了勃起功能障碍。而正常的勃起功能和健康的生活是密切相关的，阳痿既明显影响患者生活质量，也可以影响配偶的生活质量。因此，阳痿患者普遍存在心理压力大、性自信下降、焦虑抑郁等精神障碍的表现。所以，肝郁是阳痿发生、发展过程中重要的关键病机。阳痿患者由于肝郁贯穿疾病始终，多会出现肝郁日久化热，耗伤肝肾之阴，以致阴虚阳亢，水不涵木，浮阳不潜，久之则阳愈浮而阴愈亏，终致阴不制阳，肝之阳气升而无制，亢而化风。因此，肝郁化热生风的根本病机在于热耗津液，阴虚阳亢，阴不制阳而致肝风内动。

（二）辨证分型

阳痿的病机中，血瘀是阳痿必有的病理因素，作为阳痿的基本病机贯穿阳痿发生、发展的全部过程；肝郁、肾虚、湿热等作为阳痿常见的病机，均可导致阴茎气血运行不畅，瘀血阻滞于阴茎脉络，出现阳痿。临床常可辨为血瘀肾虚、血瘀肝郁、血瘀湿热等证型。

1. 血瘀肾虚

性生活过频或手淫过度，或所愿不遂，精未外泄，或同房、手淫忍精不泄，火郁结而不散，先天禀赋不足或素体虚弱，都可以导致肾阴或肾阳虚，阴损及阳，阳损及阴，出现阴阳两虚。肾阳具有推动、温煦、蒸腾、气化、激发及固摄等生理功能，肾阳虚无力推动血液运行，则脉道涩滞而成血瘀。王清任在《医林改错》中指出："元气既虚，必不能达于血管，血管无气必停留而为瘀。"若肾阳不足，阳虚生内寒，寒凝经脉，气血运行不畅，则瘀血内生。肾阴亏虚，虚热内灼，耗伤营阴，脉络瘀阻。另外，跌打损伤、负重过度，强力行房，或金刃所伤，损伤血络，血脉瘀阻，而成阳痿。正如清末韩善征在《阳痿证》中所说："盖跌仆则血妄行，每有瘀滞精窍，真阳之气难达阴茎，势遂不举。"肾气亏虚致瘀，如王清任曰："元气既虚，必不能达于血管，血管无气，必停留而瘀。"

2. 血瘀肝郁

肝藏血，主疏泄，调情志，每因情志不畅或突然的精神刺激及其他病邪的侵扰而导致肝气郁结。中医理论有"气为血之帅，血为气之母，气行血则行，气滞血则瘀之理"，《临证指南医案·郁》又曰："因情志不遂，则郁而成病矣……皆因郁则气滞，气滞久必化热，热郁则津液耗而不疏，升降之机失度，初伤气分，久延血分，延及郁劳成沉疴。"肝郁气滞，血行不畅，或气郁化火，或耗伤阴血，从而形成瘀血病理产物。

3. 血瘀湿热

阴茎位于人体下部阴位，为足厥阴肝经循行所过，所谓"湿性重浊趋下，易袭阴位"，湿邪侵袭，易随肝经下注，留滞阴位而化热，形成湿热。《素问·生气通天论》指出"因于湿，首如裹，湿热不攘，大筋软短，小筋弛长，软短为拘，弛长为痿"。湿热下注，阻滞气血，瘀热互阻，则宗筋弛纵失常，导致阴茎痿软不用。

（三）临床论治

基于阴茎中风学说，采用经验方活血通络汤作为治疗阳痿的主方，活血通络汤由水蛭、蜈蚣、川牛膝、郁金、柴胡、白芍、当归、青皮、白蒺藜、巴戟天组成。方中水蛭破血逐瘀，可通久瘀之络，蜈蚣息风通络，性善走窜通达，具有活血通络息风作用，共为君药。川牛膝、郁金活血化瘀通络、祛瘀生新，柴胡、青皮疏肝理气解郁，以气则血行而助增活血之力，其中川牛膝引药下行，直达阴茎脉络，达到活血理气目的，助君药而为臣药。当归养血，白芍补阴，巴戟天、白蒺藜温补肝肾之阳气，为佐使药。诸药相伍，活血通络以息风，所谓治风先治血，血行风自灭；病生于阴，温则血行，故药温平；养血滋阴药与活血通络息风药同用，既有培补肝肾，以助先天激发之功，又有祛瘀息风，以助络脉流畅之妙，一补一行，行不伤正，补而不滞，相须为用。该方除巴戟天外，诸药皆可入肝经，所谓"诸风掉眩，皆属于肝"。众药合而用之，有活血通络息风、理气起痿之效。

阳痿的终极病机是瘀血阻络，根据患者"血瘀"情况，可以在活血通络汤基础上增加活血化瘀类药物。若为气滞血瘀，伴有阴茎、睾丸、会阴及小腹部坠胀疼痛可配伍川芎、延胡索、乳香、没药等，以行气活血止痛，若瘀滞明显，可配伍丹参、王不留行、红花、凌霄花以增强全方活血通经之力；若血瘀重著日久，可配伍三棱、莪术破血逐瘀。虫类药物可走络中血分，力强而性猛，也可配伍瓦楞子、土鳖虫增强破血逐瘀之功；全蝎、僵蚕增加全方息风通络之效。虫类药物治疗阳痿效果显著，但具有一定毒性，临床应用时谨慎用之。

伴随兼证者应根据患者的病情及症状进行适当加减。血瘀兼有肾虚者，一方面增加补肾之力，予菟丝子、杜仲温补命门之火；山茱萸、枸杞子滋阴益肾补肝；另一方面，通过后天滋养先天，予黄芪、白术健脾益气，以助生化之源；血瘀兼有肝郁者加解肝郁、养肝血之药，使肝气得舒，肝血得补，可增加郁金、白芍用量，配伍贯叶金丝桃、枳壳疏肝理气；血瘀兼湿热者，可予龙胆草、茯苓、栀子、泽泻、车前子、土茯苓清热利湿。

（四）中西融合，传承创新

1. PDE-5 抑制剂的诞生

在中医男科界对于阳痿的深入研究的同时，西医同行对于男性勃起功能障碍的研究也一直在深入进行中。西医界曾一直苦于对勃起功能障碍无药可治的尴尬处境。而在 1998 年一款蓝色的小药片的出现，打破了中医治疗勃起功能障碍的优势。美国 FDA 批准的第一个口服 PDE-5 抑制剂以 Viagra 为商品名上市，用于治疗勃起功能障碍，一时间，西医治疗勃起功能障碍的疗效取得了突飞猛进的发展。此后，有关 PDE-5 抑制剂不同类型的药品，如他达拉非、乌地那非等如雨后春笋般迅速上市。勃起功能障碍的治疗几乎被认为已经被攻克，而此时，中医从补肾法治疗阳痿的疗效却停步不前，中医药治疗阳痿的理论也备受质疑。

2. PDE-5 抑制剂作用机制

近年来，阳痿的生理病理机制研究已经十分明确。具体的机制如下，男性的勃起由性刺激触发，性刺激使阴茎海绵体细胞释放 NO，NO 进入平滑肌内皮细胞激活鸟苷酸环化酶，此酶催化合成第二信使 cGMP，cGMP 可激活钙离子通道，使血管平滑肌舒张，血液进入阴茎，阴茎充血，从而阴茎勃起。各种不良因素在触发勃起任何一个过程中产生并积累，均可导致阳痿的发生，如血管内皮舒缩功能下降，NO 释放减少导致下游平滑肌舒张功能失调造成勃起功能障碍；阴茎海绵体粥样硬化，平滑肌组织结构破坏，加重勃起功能的下降；神经损伤和神经上传机制受到破坏，再强烈的性刺激也不能下传至阴部神经，勃起功能失调等诸多因素，均会造成阳痿。PDE-5 是阴茎海绵体组织中含量最高的磷酸二酯酶，可催化降解 cGMP 为 GMP。PDE-5 抑制剂最重要的作用就是可以降低 PDE-5 的活性，使胞内 cGMP 的浓度增加，从而引发和维持阴茎勃起。

PDE-5 抑制剂的出现挽救了阳痿患者心有余而力不足的尴尬处境，临床报道其药物的有效率可高达到 70% 以上，然而不能否认的是服用此类药物同样容易发生各种不良反应，包括心血管事件如心率加快和血压升高等，胃肠道反应如腹胀、腹泻、食欲不振等；对于有明确冠心病病史并在服用硝酸酯类药物的患者，如硝酸甘油、硝酸异山梨酯，是严格禁用 PDE-5 抑制剂类药物；与此同时，PDE-5 抑制剂对于一些重症阳痿如糖尿病勃起功能障碍的患者疗效不佳。针对以上情况，运用中药联合 PDE-5 抑制剂治疗阳痿也是中医临床提出的新的角度，并在一定程度上获得正向反馈。

3. PDE-5 抑制剂与活血法

从中医角度理解 PDE-5 抑制剂作用机制，可以认为 PDE-5 抑制剂作用于血管内皮，也就是阴茎络脉；通过舒张血管内皮平滑肌，使血液进入阴茎，帮助阴茎勃起，中医可以理解为 PDE-5 抑制剂具有活血通络之效，促进阴茎络脉血液运行，阴茎内血液充足，则阳痿得以改善。李海松教授认为 PDE-5 抑制剂是一种特效活血剂，其功效类似于红花、茜草、水蛭、蜈蚣等活血化瘀中药，而比中药药效更强，作用部位更加专一。因此，李海松教授在"阴茎中风"理论的治疗层面十分推崇将 PDE-5 抑制剂作为一味强效活血药与活血通络汤联用，在临床治疗阳痿时取得了非凡成绩。阳痿的治疗应强调"安全、有效、速效、方便、价廉"，阳痿治疗需要一击中敌，最好达到首剂见效，患者才更有信心用药和规律用药。PDE-5 抑制剂即可达到首剂见效的效果，在此基础上运用活血通络汤改善患者阴茎内环境，联合补肾疏肝、活血通络之品，一般患者坚持用药一个疗程（3 个月）以上可完全脱离药物帮助，恢复患者性自信和性满意，促进家庭和谐。

4. PDE-5 抑制剂与活血药物联合应用

活血通络起痿汤联合他达拉非治疗糖尿病勃起功能障碍患者相较于单独用他达拉非治疗，在 IIEF-5 评分中，中医证候积分方面具有明显优势（$P < 0.05$），并且不良反应显著下降，临床有效率高达 75%，而单用他达拉非治疗有效率仅为 46%。PDE-5 抑制剂与活血药物联合应用得到了临床验证。因此我们认为，在阳痿的治疗方面应遵循"标本兼治，短长结合，性命兼修，身心同治"的原则：治标，可运用 PDE-5 抑制剂短期内改善症状，增强患者信心，注重精神、炎症症状的改善，长期坚持也治本；治本，运用中药活血化瘀，补肾通络，改善患者全身症状，增强患者体质。对于轻度阳

痿可选用中医药治疗，对于中、重度阳痿建议采用中西医结合治疗，必要时采用非药物疗法。

阴茎的正常勃起功能需要血管、神经、心理、激素及海绵体等因素的协调。其中任何一个因素的异常皆可导致勃起功能异常。通常根据病因将勃起功能障碍分为3类：器质性勃起功能障碍（动脉性、静脉性、神经性和内分泌性等）、心理性勃起功能障碍及混合性勃起功能障碍（器质性和心理因素同时存在）。既往人们多认为勃起功能障碍主要由心理因素引起，但是随着现代医学对勃起功能障碍的深入研究，越来越多的资料显示50%以上的勃起功能障碍是器质性因素所导致的，其中血管性因素是器质性勃起功能障碍最常见，也是最重要的因素，而血管内皮功能障碍是勃起功能障碍重要的病理基础之一。随着选择性PDE-5抑制剂的问世，使勃起功能障碍的治疗进入了革命性的新时期，该类药物解决了多数原因导致的勃起功能障碍，尤其是对于血管性因素勃起功能障碍，在明显改善患者勃起功能的同时，研究发现其对阴茎的血管及其血管内皮功能也有很好的修复作用。中医对阳痿的认识虽然较早，但是多以"肾"为中心，直至现代，才逐步提出了阳痿从肝肾论治、从心论治、从脾论治等。后来，中医学在西医学，尤其是在PDE-5的影响与启发下，认识到阳痿与心脑血管等循环障碍疾病有着密切相关性，逐步意识到血瘀病机在阳痿中的重要作用，通过大量的临床与实验研究发现血瘀病机是阳痿的终极病机，从而才有学者开始提出了阳痿从瘀论治、从络论治，血瘀这一病机开始受到重视，并得到大量研究的证实，中医学对阳痿的认识开始活跃并不断创新。通过对血瘀病机的不断研究，以及在"中风"这一中医概念的影响下，认识到阳痿的终极病机为血瘀，临床表现为阴茎萎软不起，而且阳痿多起病突然，与情绪波动密切相关，时好时坏，符合"风善行而数变"的特性，对比"脑中风""心脏中风"等概念，提出了"阴茎中风"的概念。阳痿与"风"密切相关，而阳痿中风的基本病机为阳痿血瘀生风、络风内动、肝郁化热生风等，因而在此基础上提出阳痿从"阴茎中风"论治作为阳痿的基本治则，在临床中可取得满意的疗效。

第八章　阴茎中风与心脑中风

中医学对疾病的病因病机具有高度的概括，常常采用取类比象的方式进行归纳和总结。如病因学上将疾病的基本病因分为外因、内因和不内外因。其中，外因主要包括风、寒、暑、湿、燥、火六淫邪气和疫疠之气，每一种致病因素都有其各自的特点；内因主要包括七情内伤、饮食、劳逸及由其他病因转化形成的痰饮、瘀血等内在病理因素。同时，中医学对疾病的病机主要是从各种病理因素与人体本身相互作用所表现出来的邪正盛衰、阴阳失调、气血津液运化失常及脏腑功能失调等方面进行描述。中风在临床上的主要表现为突然昏仆、不省人事、半身不遂、口眼歪斜、语言不利等症状，病轻者可无昏仆而仅见半身不遂、言语不利及口眼歪斜等症状。其基本的特点是以不遂为主的症状较为突出，而且发病突然，猝不及防。从发病人群来看，中风多见于中老年人群，且其患病率呈现随年龄增长而升高的特点，这与勃起功能障碍的发病情况具有相似性，研究表明男性勃起功能障碍的发病率亦与年龄呈正相关。从发病机制来看，局部血液循环障碍是心脑卒中与阳痿的共同主要病理机制之一。而情志所伤、饮食不节、劳欲过度及在体内形成的痰饮、瘀血、热毒则是导致阴阳失调，气血逆乱的重要因素。风、火、痰、气、瘀、虚是中风的主要病因病机。而阳痿在临床上的主要表现为不同程度的阴茎痿弱不起，临房举而不坚，坚挺不能持久等"不遂"症状，从而难以完成性生活，这与中风类疾病中肢体痿废不用十分相似；此外，阳痿多起病突然，与情绪波动、饮食不当、劳欲过度密切相关，时好时坏，符合"风邪善行而数变"的特性。从中医证型角度来看，我们发现中风病的众多证型中与血瘀相关的中医证型最为普遍。李海松教授认为对于阳痿来说，因湿热、肝郁、肾虚、脾虚等因素均可导致阴茎局部气血运行不畅，又或瘀血阻于阴茎络脉，使得阴茎无法得到充分濡养，房事时无法兴奋而起，最终导致阳痿产生，因此，血瘀既是其病理产物又是其病理因素，血瘀可以视为阳痿之终极病机，且贯穿疾病始终。由此可见，阳痿在病因病机上与脑中风相类，外似风邪侵袭，起病突然，变化无常，内有肝肾亏虚，瘀血阻络，气滞痰浊之本虚标实，且均以血瘀作为主要病机，并贯穿疾病的始终，故可认为阳痿与脑中风在本质上相似，只是发病部位不同。

一、阴茎中风的中医病机

与阳痿不同，传统中医学认为中风之病机以风、火、痰、瘀、虚为主，而"阳痿"虽可能由其他原因导致，但是总归以"肾虚"为主，如《诸病源候论》："劳伤于肾，肾虚不能荣于阴器，故痿弱也。"认为阴茎主要依赖肾精的濡养，而肾虚必然导致阴茎失养，房事时则会痿软不用。而明代医家张景岳更是在《景岳全书》中提出阳痿的"命门火衰论"，虽不否认实证导致的阳痿，但认为是"仅有之耳"。所以"肾虚论"在阳痿的传统认知与治疗中占据了主要地位。

但随着社会的发展，时人与古人在起居饮食等生活方式上已是大不相同，从临床实际出发，我们发现临床中肾虚在阳痿患者中已不再占据主导地位，对于阳痿的诊治已经从以往肾虚论治转向从瘀论治、从络论治等方向。而传统中医学对于阳痿的认识虽以"肾虚"为主，但亦有医家认识到若气血运行不畅、瘀血阻于络脉，则可病发阳痿，如《证治概要》曰："阴茎以筋为体……若气血运行障碍，则阴茎血少而难充……"在此基础上，李海松教授认为阳痿病位虽在肾，但与肝心脾等脏器密切相关，针对现代人来说，肝郁和肾虚可视为本病的基本病机，而血瘀为其核心病机。

（一）因风致痿

中医风可分为外风与内风。外风是自然界流动之气发生变化而生成的风邪，为外感六淫之一；内风主要是机体内部的病理变化所导致的自内而生的风，亦即机体内部的气血阴阳运行失常。内风，又称肝风、肝风内动、风气内动，是机体阳气亢逆变动而形成的一类病理表现。在传统中医基础理论中，对风气内动的成因大多概括为肝阳化风、热极生风、阴虚生风、血虚生风及现代中医理论发展出来的瘀血生风等。

随着对脑中风的病因病机的不断研究与深入的认识，发现血瘀病机是其终极病机并贯穿疾病的始终。而临床实践中发现心血管疾病以血栓阻塞形成，导致血液循环受阻的疾病与脑中风病因病机及临床表现相似，也属中风的范畴。而阳痿的终极病机就是血瘀，现代研究显示阳痿主要是由于阴茎海绵体血液灌注不足，阴茎局部血液循环障碍导致的阴茎萎软不起。另外，阳痿多起病突然，与情绪波动密切相关时好时坏，符合"风善行而数变"的特性。

（二）因火致痿

中风病有肝郁化火、痰火上扰之分。多由情志不遂，肝失疏泄，五志过极化火，循经上扰；或痰浊日久不化，郁而化热，清窍为邪火所扰，发为中风。肝主筋，且肝经环绕阴器，而阴茎又为宗筋所属，故此，中医学认为阴茎功能的好坏与肝脏功能是否正常密切相关，如《类经·藏象类》云："肝为阴中之阳，其脉绕阴器，强则好色，虚则妒阴，时憎女子。"

与中风病之肝郁化火、痰火上扰之分不同，李海松教授认为肝郁作为阳痿的病理特点，肝郁生风多见于年轻人。首先年轻人的精力、体力相较于中老年人更旺盛，很少会出现肾虚的情况；其次在如今快节奏的社会环境下，年轻人往往承受着更大的社会压力，肝气郁结的情况更容易产生。从五脏功能来看，肝藏血主疏泄，肝气调达则血液运行舒畅，阴茎便能得到充分濡养，在行房事时便能勃起坚久有力；反之，肝气郁结则血行不畅，气滞则血瘀，阴茎未能得到血液充分濡养，对外则表现为行房事时阴茎勃起不坚或者不持久，甚至完全无法勃起，出现时好时坏的症状，即为"中风"之症。

（三）因痰致痿

脾胃作为后天之本，凡五脏六腑、四肢百骸皆赖后天饮食水谷之精微濡养，阴茎亦不例外。因痰致痿，主要责之于脾胃。脾主运化水湿，为生痰之源。若饮食不节，过食肥甘厚味，思虑劳倦，伤及于脾，脾失健运，生痰生湿，阻遏气机，气血生化乏源，运行无力，宗筋则失于后天精微物质濡养而风气内动，表现在阴茎上则出现痿而不举、举而不坚、坚而不久之阳痿症状。

（四）因瘀致痿

中风之瘀滞有气虚血瘀、气滞血瘀、痰瘀阻络之分。如元气亏虚，运血无力，则血行涩滞；或情志不遂，气郁血行不畅；或跌仆外伤、久病入络，致脑络瘀滞；或痰浊久留，阻滞脉道，血滞成瘀，痰瘀互阻。而阴茎以气血为用，气血畅则勃起坚。李海松教授认为对于阳痿来说瘀血阻络是根本，由于瘀血导致阴茎局部的气血运行不畅，出现气滞血瘀，瘀久而化热生风，阴茎的正常生理功能不能得到保障，故而产生阳痿。基于此，李海松教授提出的"阴茎中风"理论，认为阳痿多是在血瘀、肾虚、肝郁、脾虚、湿热等各种病理因素的共同作用下，使得阴茎局部血行不畅，宗筋失于濡养，正常生理功能不能发挥。同时气血瘀滞不仅阻碍了新血的生成，同时影响了阴茎的络脉系统，使得络脉瘀阻程度进一步加重，产生络风内动，表现在外则为行房事时阴茎无法维持正常勃起状态，时好时坏。

（五）因虚致痿

脑为元神之府，六腑清阳之气，五脏精华之血，皆上注于头，而肝肾阴亏，阴损及阳，虚风内动，肾气不能上荣，痰浊循心肾二经上泛闭阻窍络而致中风。

对于阳痿而言，王清任在其《医林改错》中指出："元气既虚，必不能达于血管，血管无气，必停留而瘀。"这里的元气便是指肾气，为肾精所化。而肾者为先天之本，主藏精，内含人体元阴元阳，肾阴不足，则精血无以生化，久而化热生风，热随风动；肾阳虚则寒从中生，血液凝于脉道，气虚运行无力，瘀久亦可化热生风。总之肾虚之患导致宗筋失养，失其作强功能，易导致阳痿的产生。

二、中风与阳痿发病机制的现代研究

（一）血管内皮功能障碍

现代医学认为，血管内皮能够合成和释放多种血管活性物质，维持血管活性与平滑肌功能，病理状态下内皮的保护性机制减弱或消失，收缩因子占优势，血管平滑肌对这些因子的反应性发生改变，这在心肌缺血、动脉粥样硬化、高血压病、脑缺血的发生中占重要地位，也是脑缺血急性发作和加重的重要因素。

阳痿发生的病理基础与血管内皮功能紊乱受损密切相关，冠状动脉粥样硬化、糖尿病等皆是通过影响血管内皮功能而导致阳痿的，而通过改善血管内皮功能的治疗方法能够改善阴茎勃起功能。研究发现，阴茎血管内皮损伤引起的一氧化氮减少、利用率降低是引起阳痿的常见因素。可见血管内皮功能在勃起过程中起着重要作用，内皮功能障碍存在于不同程度的阳痿患者中。

同时大量研究表明，中医的血瘀证与血管内皮损伤有密切关系并指出血管内皮功能紊乱即是血瘀的病理变化。上述研究反映出血管内皮损伤后引起的反应是诱发瘀血阻络的本质，不仅是脑中风、心脏中风的致病因素和病理产物，同时也是阳痿发生的重要病理基础。

此外，许多导致血管内皮损伤的诱因，诸如高血压病、糖尿病、高脂血症等多种疾病及过量吸烟、缺乏运动等不良生活方式都是阳痿与心脑血管疾病的共同危险因素。有研究者认为阳痿是无特征性临床表现的血管疾病的早期症状之一。上述研究与"阴茎中风"先于"心脑中风"发生的理念不谋而合，也明确了两者的内在联系。

（二）血管生理因素

阴茎本身有着丰富的血管结构，在勃起的过程中海绵体血管扩张，血液进入海绵体并在海绵体内储存。阳痿发生的主要原因是由于阴茎海绵体血液灌注不足，阴茎局部血液循环障碍。

由于不同组织器官的血管内径在生理上有着明显区别，如阴茎海绵体动脉的平均直径为 1 ～ 2mm，脑动脉为 2 ～ 3mm，冠状动脉为 3 ～ 4mm，颈动脉为 5 ～ 6mm，因此，当血管内皮功能紊乱时，往往首先发生在较细的动脉血管。而动脉斑块形成后，往往也最先阻碍较细的动脉血流，当海绵体动脉发生粥样硬化阻碍血液灌注造成"阳痿"时，脑动脉和冠状动脉很可能处在代偿期，动脉粥样硬化对血流的影响尚未造成脑和心脏出现相应的临床表现，正是心脑血管疾病的隐匿期。因此，阴茎中风学说的理论意义在于预示机体存在心脑血管疾病发生的倾向。

（三）激素水平

雄性激素水平在阴茎动脉和脑血管系统的血管组织的稳态中起重要作用，低雄性激素水平有可能解释阳痿和脑血管疾病之间的复杂关系。由于正常男性雄激素水平从 30 岁开始以每年 1.7% 的水平下降，加之许多代谢性疾病及不良嗜好对雄激素的过度消耗，男性在 40 岁以后体内雄激素水平便会出现绝对或相对不足。这种内环境可能参与了血管内皮细胞损害的过程，引起血管内皮炎症，诱发损伤后反应，导致斑块形成或血管舒缩性下降，进而出现阳痿及其他血管性疾病。

三、脑卒中与阳痿

脑卒中的发病率随年龄增加而呈指数增长，老龄一度被认为是脑卒中最显著的危险因素之一，由于脑卒中二级预防的积极推进，据美国流行病学研究显示：目前脑卒中从曾经的第 3 位致死性病因下降至导致死亡的第 4 大原因，脑卒中在人群中发病率的下降主要体现在 60 岁以上患者中发生率下降，而在年龄段中发病率改变不大，由此可见在脑卒中发病人群中，中青年卒中所占比例更大，对此在世界卒中日，脑卒中组织曾提出"预防中年人卒中"的宣传主题。

脑卒中的高发病率使得大量患者要忍受生理和心理障碍，并导致生活自理能力下降及生活质量降低。有研究发现，患者出院 5 个月以后的生活质量与治疗和康复有很大的关系，而在 5 个月以内的生活质量则与一般功能的保留有关。由于中年患者的增多，他们在家庭、社会中的角色多处于中心位置，这一人群对生活质量的要求较老年卒中患者更高。而性生活是生活质量的重要组成部分，尤其对中年卒中患者及其配偶有着重要意义。但是尽管大量患者脑卒中后出现显著的性功能下降，但是他们通常并不寻求帮助和治疗，大多数医生也并没有意识到脑卒中患者的这些问题。

（一）性行为的神经调节

性行为直接受到神经系统的调节和控制，这一过程需要中枢神经及周围神经系统组成的复杂网络共同参与，包括自主神经、躯体神经，中枢神经系统中的脊髓、脊髓上中枢，下丘脑和边缘系统在其中也起着至关重要的作用。这一过程属于一种反射性调节，当个体接收到性刺激，经传入神经将信息传递至中枢神经进行整合，将信息反馈至性器官，保证性行为完成。在这一过程中，中枢神经系统的作用包括大脑皮层对信息的整合和指挥，边缘系统及与之有联系的杏仁核、上下丘脑、丘脑前核等区域对性生理活动的调控。随着功能影像学的发展，将正电子发射断层扫描和功能磁共振检测应用到性活动中脑组织功能区域的探究，通过对正常健康个体的扫描，研究发现在大脑接受性刺激信息后额顶叶皮层区域、边缘系统、杏仁核、下丘脑、小脑等区域都有激活。除大脑外，脊髓在男性性行为的勃起和射精过程中起着控制作用，脊髓的勃起和射精中枢用来处理外界和更高级中枢的信息，最终完成性行为。在这一复杂的神经调节过程中，还涉及多种神经递质和激素的体液调节过程。

在中枢系统，其中去甲肾上腺素、多巴胺、催产素、促黑素等对性行为有促进作用，而轻色胺、阿片类递质等则被认为对性行为有抑制作用。在外周，同样也存在乙酰胆碱、一氧化氮、血管活性物质、前列腺素等促进男性的勃起过程，而周围性神经递质去甲肾上腺素、内皮素、神经肽等起着促进阴茎软缩的作用，这些神经体液调节有着错综复杂的联系，当这一过程受到干扰时，男性性行为则会发生异常。神经系统疾病对性生活的损害在各种不同疾病都有表现，与健康人群相比较，在多发性硬化患者中男性有性生活频率下降及满意度降低；脑外伤中有一半男性患者有不同程度性生活受损；在帕金森病患者中，男性和女性患者都有一半报道性生活障碍。

（二）脑卒中后性功能障碍的表现

大量研究表明脑血管事件后患者的性满意度显著下降，无论男女在卒中后性欲都有显著下降，而配偶对性生活的满意度也会随之降低。脑卒中后的男性出现性欲减退的发生率为 17%～42%，部分男性患者出现阳痿或早泄等性功能障碍，虽然有部分患者这种性功能障碍可能是暂时的，性功能通常会在脑卒中后 7 周左右恢复，然而大部分患者的性功能并不会出现恢复的迹象，甚至会不断恶化。有研究表明，脑卒中后男性和女性的性欲、性唤起和性满意度均出现显著下降。但是与以往的研究相比，停止性交的比例很低。研究表明性功能障碍与偏身感觉障碍有着很明显的关系，即性交频率下降与皮肤感觉损伤程度和自主日常活动的能力降低水平有关，但与运动功能损伤程度无关。偏身感觉障碍可能会导致勃起、射精及性高潮出现异常进而导致性欲及生活质量下降。实际上，性交前和性交过程中的触觉刺激在性唤起和性高潮中都起着重要的作用。

此外，右侧大脑中动脉卒中有可能导致偏身感觉障碍和忽视，而这两种问题都会引起与性有关的感觉障碍。一般认为，神经系统疾病引起性功能障碍的原因主要是由于改变中枢神经对性刺激的处理进而妨碍性唤起，降低性欲或减弱阴茎充血。伴有或不伴轻度残疾的稳定性脑卒中患者性交频率、性满意度、性欲、性唤起及性高潮均出现显著下降。

（三）脑卒中后性功能障碍的病因

脑卒中的发生概率随着年龄的增长而增高，而一般认为，随着年龄的增长，性功能障碍也会随之出现，人群中发生率也会逐渐升高。有流行病学研究显示男性在 50 岁以上患病率显著增加，在关注患者脑卒中后性功能障碍的同时，不同年龄段的患者表现及要求都有着差别。卒中后出现的运动障碍、感觉障碍等后遗症，甚至是失语、认知障碍等一系列身体损害在长期的性功能障碍中起着重要的作用。严重的脑卒中可引起身体定位及运动出现障碍，使患者在性交过程中出现困难，不能顺利配合配偶完成性行为。脑卒中后出现的流涎、小便或大便失禁或其他不雅的动作、面瘫、讲话口齿不清、记忆力下降、轻度偏瘫等不仅对自身有影响，对配偶也会产生影响，进而出现性欲降低、性交减少。

卒中后发生性功能障碍出现的原因是多方面的，通常是心理性和器质性原因之间相互影响而导致。实际上，性功能障碍与多种因素有关，如性观念，脑卒中后早期出现的焦虑和抑郁，患者本身的基础疾病如高血压、糖尿病及所服用的药物。由于脑卒中后的性功能障碍通常发生在右侧大脑半球受损，因此一些研究人员推测损伤部位与性功能障碍之间可能存在着关系。研究表明脑卒中损伤位于右侧大脑半球的患者性欲和性交频率均显著下降，而这可能由于与调控性行为的中枢对性欲和勃起功能边缘系统和部分脑皮质结构的活动增加有关。

通常认为右侧大脑半球在注意力和活动功能及情绪中占优势；另有研究发现右侧颞叶癫痫患者的性兴趣下降，因此右侧大脑半球在性活动占有优势可能与调控下丘脑垂体轴有关。然而，对于这一结果也存在不同意见，部分研究人员并未发现脑卒中右侧大脑半球损伤会引起性活动发生变化，甚至有研究发现左侧脑半球损伤出现性活动下降的发生率更高，推测其原因可能是左侧大脑半球损害出现抑郁的发生率高于右侧大脑半球损害，并且抑郁会对性行为造成负面影响。

性欲下降与左侧基底节区脑卒中损伤有关，右侧脑桥损伤后国际勃起功能指数评分（IIEF-5）出现显著降低。卒中后发生的行为改变在性功能障碍的发生中也起着重要的作用。性欲减退与颞叶损伤、脑卒中后癫痫及抗抑郁药物使用有关，有报道发现一例双侧丘脑损伤后出现性欲亢进的病例，并认为额叶皮层下环路在性功能异常的发生中起着重要的作用。影响额叶边缘系统连接的腔隙性脑梗死具有很强的导致性欲减退的倾向，其原因可能是由于丘脑底核损伤后解除了对性欲的抑制，并出现偏身抽动。

脑卒中后情绪障碍发生较为常见，有时可导致患者理解他人情绪障碍，难以表达自身的感情，交流难以维持，进而引起性行为异常。而卒中后患者情绪失禁有时在单侧脑卒中后可见，患者不能控制自己的情绪，可出现过度或/和不适当的哭笑为特点。有研究观察到在脑卒中亚急性和慢性阶段的卒中后情绪失禁和性活动改变，研究人员认为卒中后的情绪失禁及性活动减少都是由于神经递质系统出现异常后发生的脑卒中后常出现多种心境障碍如抑郁、焦虑、创伤后压力心理障碍，进而对患者的性功能产生负面影响。情绪变化通常与日常活动的依赖程度及神经损伤程度有关。脑卒中后患者出现的身体损伤越严重，其情绪障碍越明显则性交频率也越低，脑卒中后出现性功能障碍的患者更容易出现严重的抑郁状态或日常活动能力下降。抑郁和害怕脑卒中复发都是影响性功能尤其是性欲的重要因素，其他重要因素如自信心降低、性伴侣拒绝及失业等也不容忽视。

夜间勃起是正常男性的生理过程，其原因可能是夜间睡眠时大脑抑制作用消失，通常认为没有夜间勃起即意味着器质性阳痿。脑卒中后男性仍然存在夜间勃起，而患者的夜间勃起减弱，但是并没有患者出现夜间勃起完全消失。除脑卒中疾病本身及其导致的一系列运动、感觉、认知、情绪等后遗症外，卒中患者常伴有多种基础疾病对卒中后性功能障碍可能也有一定影响，但这一结论尚存在一定争议。脑卒中的危险因素包括糖尿病、高血压、血脂异常、高同型半胱氨酸血症、心脏病、外周血管疾病及慢性肺部疾病等，脑卒中患者可能合并有其中一种或几种疾病，既往疾病史越长，症状越明显，性功能下降也越发显著。因此，积极治疗高血压及其他心血管危险因素对勃起功能障碍的程度及进展的变化都会起到正面的影响。

四、心血管疾病与阳痿

已经有多项流行病学研究表明，勃起功能障碍的发病与心血管疾病密切相关，有研究表明在年龄范围波动在 40 ～ 71 岁的男性，在校正年龄因素后，39% 的勃起功能障碍患者患有不同程度的心脏病，与此同时，另有 15% 的勃起功能障碍患者患有不同程度的高血压。

血管内皮细胞在调节血管紧张度和血流方面发挥着至关重要的作用。内皮细胞附着于勃起组织周围，在阴茎海绵体中被平滑肌所环绕，因此，血管内皮细胞被认为是阴茎勃起的主要调节因素。机体副交感神经兴奋，阴茎海绵体内的小动脉及血管窦的平滑肌细胞舒张，海绵体血管窦扩张，动脉血流量增加，阴茎海绵体充血膨大。增大的阴茎海绵体压迫白膜下的小静脉，使静脉流出道关闭。另一方面，盆底肌肉的收缩也可压迫海绵体，使其进一步扩张、增大、坚硬而产生勃起。相反情况下，交感神经兴奋的时候，机体小动脉及血管窦的平滑肌细胞产生收缩，使机体海绵体压力下降，静脉开放，阴茎开始疲软。所以，机体平滑肌的舒张、动脉血流流入及静脉的关闭是阴茎勃起的三大重要因素。阴茎海绵体内的小动脉及血管窦的平滑肌细胞舒张是男性阴茎勃起的主要环节。有研究报道，大脑或阴茎局部接受性刺激，从下丘脑或骶髓低级中枢发出冲动，神经冲动传至阴茎海绵体，副交感神经末梢及血管内皮细胞在一氧化氮合酶的催化下，合成释放一氧化氮增多，一氧化氮进入平滑肌细胞内，激活鸟苷酸环化酶，使相应平滑肌细胞内的环磷酸鸟苷增多，后者激活蛋白酶K，并作用于钙离子通道，使细胞内的钙离子浓度降低，引发相应平滑肌细胞舒张。阴茎海绵体平滑肌内的环磷酸鸟苷由PDE-5降解，而此作用可被PDE-5抑制剂非特异抑制。除一氧化氮合酶外，与阴茎勃起、平滑肌舒张相关的因素包括乙酰胆碱、血管活性肽、降钙素基因相关肽等；另一方面，与阴茎疲软、平滑肌收缩的因素则包括去甲肾上腺素、内皮素等。

血管内皮细胞功能障碍是血管损伤的早期阶段，血管内皮细胞将促使系统性粥样硬化的发生，使血管内皮细胞依赖性的血管舒张功能丧失。各种能够影响血管内皮细胞功能的因素将使血管收缩和舒张功能受损。由炎症、感染等引起诸多心血管危险因素，如高血压、糖尿病、吸烟、血脂异常等可抑制一氧化氮的释放、增加粥样斑块中血液的黏度，并最终导致严重的血管管腔狭窄性心血管疾病。

严重的心血管疾病也将波及外周小血管，使小血管（包括阴茎海绵体）对一氧化氮、乙酰胆碱等物质的反应性降低，这是与心血管疾病共同发生的因素之一。由于共同的危险因素（包括高血压、吸烟、高脂血症、肥胖、糖尿病等），以及由这些危险因素引起的动脉粥样硬化的病理改变，勃起功能障碍与心血管疾病常常伴随发生。普遍认为，内皮细胞功能障碍在勃起功能障碍与心血管疾病的发生和发展过程中都扮演重要的角色，同时，大多数勃起功能障碍患者都伴发某种心血管疾病。

有研究表明，至少有50%的50岁以上的勃起功能障碍患者是由血管性疾病引起。同时也有大量流行病学研究表明，心血管疾病高风险患者人群中勃起功能障碍发病率也明显升高。在细胞水平，内皮细胞功能障碍抑制了一氧化氮的释放，并为血管性勃起功能障碍奠定病理学基础。另一方面，由各种危险因素引起的自由基的增加可诱导机体氧化应激，氧化应激除了可以降低一氧化氮的产生，也可以直接损伤血管内皮细胞。血管内皮细胞损伤将增加血小板聚集和黏附，进而引起动脉粥样斑块，进而引起勃起功能障碍或心血管疾病的发生。

而缺血性心脏病（ischemic heart disease，IHD）是心血管疾病的主要类型。ED 和 IHD 非常普遍并且同时发生，因为它们具有相同的风险因素，包括糖尿病、高血压、高脂血症、肥胖和吸烟。IHD 患者的 ED 发生率为 42.0%～57.0%，无症状缺血患者的 ED 发生率为 33.8%。勃起被认为是一个受大脑和外周水平的激素和神经血管机制调节的过程。ED 发生的病因包括原发性和继发性，男孩早期发育阶段缺乏性激素是原发性 ED 的主要原因。ED 的继发原因涉及动脉硬化、糖尿病或心因性紊乱，其他次要因素可能包括高血压、高脂血症、肥胖和吸烟。

在大多数男性中，ED 被认为与 IHD 共享血管病因。ED 和 IHD 有共同的危险因素，如高血压、高脂血症、糖尿病、肥胖、缺乏体育锻炼、吸烟、饮食不当、过量饮酒和心理压力，包括抑郁症。内皮功能障碍被认为是 IHD 和 ED 之间的共同机制，它在动脉粥样硬化的发展中起着重要作用。内皮功能障碍在脑血管疾病（cerebrovascular disease，CVD）中的作用是公认的。内皮衍生的 NO 能够诱导血管舒张，以实现正常的勃起，研究已经证实在 IHD 和 ED 患者中均显示 NO 水平的降低。

五、缺血性心脏病与勃起功能障碍的共同危险因素

（一）年龄

年龄是 ED 和内皮功能障碍的发展的重要危险因素。ED 是中年和老年男性中发生的最常见的疾病。据报道，25% 的 65 岁男性和 75% 的 ≥ 80 岁男性患有 ED。此外，衰老也会降低内皮功能，这是导致 IHD 的原因。发病率和严重程度 ED 随着年龄的增长而增加（70 岁的男性患 ED 的可能性是 40 岁男性的 3 倍）。

（二）血压

高血压可以通过多种方式影响内皮功能。如外周交感神经兴奋度增高可明显降低内皮依赖的 NO 的释放，抑制血管舒张；而另一种机制是高血压可造成环氧合酶活血增高，这些反过来损害内皮细胞并破坏其功能。在某些情况下，内皮 NO 合酶（eNOS）基因变异可能与高血压相关的内皮功能障碍有关。

（三）胆固醇

高胆固醇水平是 ED 的独立危险因素。一项为期 22 个月的随访研究发现基线总胆固醇水平增加会导致 ED 的风险增高。在 Seftel 等人的一项研究中，42% 的 ED 患者也患有高脂血症；在另一项研究中，114 名 ED 患者的低密度脂蛋白（lowdensitylipoprotein，LDL）胆固醇升高，其机制是脂代谢紊乱改变了阴茎供血动脉内皮细胞的功能，损伤了海绵窦平滑肌对内皮依赖性血管舒张因子的舒张反应，其中氧化 LDL 是主要的致病因子。

（四）抽烟

吸烟是 ED 的独立危险因素。吸烟导致对内皮细胞的直接毒性，包括 eNOS 活性降低，粘连表达增加和血栓形成因子调节受损。一项荟萃分析表明，40% 的无效男性是当前吸烟者与从未吸烟的 28% 相比。

（五）肥胖

肥胖是 ED 的强预测因子，因为它与其他危险因素相关，如糖尿病、高脂血症和高血压。肥胖会使 ED 的风险增加 30%～90%，并成为 CVD 的独立危险因素。与非肥胖 ED 患者相比，肥胖的 ED 患者内皮功能受损更大。此外，高 BMI 导致睾丸激素水平降低，这反过来导致 ED，正如在一项涉及 7446 名参与者的前瞻性试验中所观察到的那样。

（六）心理

相当多的 ED 患者可以将心理性因素作为唯一原因，或与 ED 的有机原因相结合。抑郁、低自尊和社会压力是导致 ED 的心理因素。抑郁症是 ED 和 IHD 的独立危险因素，这 3 种疾病状况是相互关联的。心理性 ED 可以通过多种心理干预来管理，如认知行为疗法、夫妻咨询和引导性刺激技术。

（七）糖尿病

ED 是糖尿病的常见并发症，糖尿病患者也容易发生心血管并发症。已知 CVD 患者的 ED 风险相对较高。这一研究得到了已知 CVD 患者的研究支持，其中 ED 可以预测全因死亡率和心血管疾病死亡、心力衰竭、心肌梗死和卒中的复合。糖尿病造成的微血管病变和内皮功能障碍等原因是造成 ED 的机制。在糖尿病患者中也观察到低于正常的睾酮水平，这被认为是自身免疫性或继发于胰岛素抵抗的性激素结合球蛋白水平低的结果。

目前，西医治疗心脑血管疾病的思路以溶栓、抗凝、保护神经、扩血管增加血流量、稳定斑块、控制血压为主，从而改变机体血液流变状态，恢复对缺血缺氧脑内区域的血液灌注，同时对血管内皮细胞的功能加以修复。而西医治疗 ED 的一线用药是 PDE-5i，此类药物能够抑制 PDE-5 对 cGMP 的降解作用，从而维持阴茎海绵体平滑肌细胞的舒张，具有明显的扩张阴茎血管，修复阴茎血管内皮细胞的功能。国际上已经推荐长期小剂量使用 PDE-5i 治疗 ED。这从药理学角度提示 ED 与心脑血管疾病的治疗有相同之处。

第九章 从中风论治阳痿的遣方用药

一、基于阴茎中风理论李海松教授治疗阳痿用药规律分析

基于阴茎中风理论，分析李海松教授治疗勃起功能障碍的用药经验。运用中医传承辅助系统中的关联规则及熵聚类等方法进行分析，挖掘药物核心组合和新处方。收集中医药治疗阳痿方剂 229 首，共包含中药 110 味中药，进行"基本信息统计"，得到治疗阳痿的证候分布，见图 9-1。

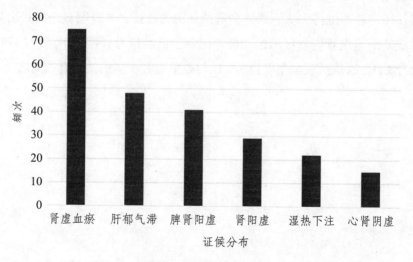

图 9-1 中医证候分布

对李海松教授治疗勃起功能障碍的 229 首方剂的药物频次进行统计分析，使用频次在 50 以上的药物共有 22 味，使用频率最高的六位药物分别是水蛭、蜈蚣、川牛膝、巴戟天、郁金、青皮，见表 9-1。

表 9-1 方剂中药物使用频次 50 以上情况表

NO.	中药名称	频率	NO.	中药名称	频率
1	水蛭	221	12	白芍	149
2	蜈蚣	218	13	五味子	121
3	川牛膝	195	14	贯叶金丝桃	99
4	巴戟天	186	15	葛根	89
5	青皮	182	16	黄芩	86
6	郁金	179	17	百合	73
7	刺蒺藜	163	18	炒白术	72
8	当归	161	19	党参	67
9	黄芪	160	20	知母	61
10	茯苓	158	21	枸杞子	55
11	柴胡	154	22	锁阳	55

　　四气统计分析发现温性占 51.49%，寒性占 27.99%，平性占 17.33%，凉占 2.89%，热占 0.30%；五味统计分析发现：甘味占 28.48%，苦味占 29.76%，辛味占 30.89%，酸味占 5.11%，涩味占 1.00%，咸味占 4.76%。归经统计分析发现李海松教授使用药物归经前五位的是肝、脾、肾、心、胃，具体分布见图 9-2。

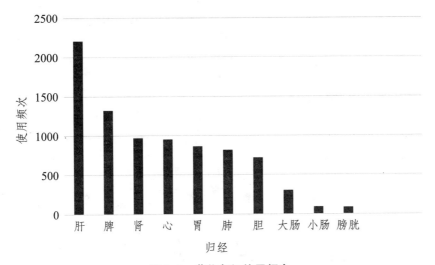

图 9-2 药物归经使用频次

在系统的方剂分析模块中，使用"组方规律"分析，设定"支持度个数"为170，"置信度"为0.70，选择"用药模式"得出用药模式包含11味中药，得出高频药物组合108个，选取其中前22位进行展示，见表9–2。可以看出水蛭－蜈蚣组合出现频最高。同时对11味中药的关联情况进行网络化展示，见图9–3。选择"规则分析"，分析药物组合的规则分析，见表9–3。

表 9–2　处方中使用频次排名前 22 的药物组合

NO.	用药模式	频率	NO.	用药模式	频率
1	水蛭－蜈蚣	218	12	郁金－蜈蚣	175
2	水蛭－川牛膝	192	13	郁金－水蛭－蜈蚣	175
3	蜈蚣－川牛膝	191	14	水蛭－刺蒺藜	173
4	水蛭－蜈蚣－川牛膝	190	15	刺蒺藜－蜈蚣	173
5	水蛭－巴戟天	185	16	水蛭－刺蒺藜－蜈蚣	173
6	巴戟天－蜈蚣	185	17	水蛭－当归	167
7	水蛭－巴戟天－蜈蚣	185	18	巴戟天－川牛膝	166
8	郁金－青皮	179	19	水蛭－巴戟天－川牛膝	166
9	青皮－蜈蚣	178	20	巴戟天－蜈蚣－川牛膝	166
10	水蛭－青皮－蜈蚣	178	21	水蛭－巴戟天－蜈蚣－川牛膝	165
11	郁金－水蛭	176	22	黄芪－水蛭	165

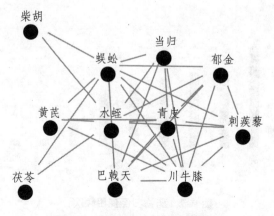

图 9–3　核心药对之间的网络展示

表 9-3 置信度前 12 的关联规则

NO.	关联规则	置信度 /%
1	水蛭 –> 蜈蚣	0.951965
2	水蛭 –> 川牛膝	0.838427
3	水蛭，蜈蚣 –> 川牛膝	0.829694
4	水蛭 –> 巴戟天	0.807760
5	巴戟天 –> 川牛膝	0.805860
6	水蛭 –> 青皮	0.781659
7	郁金 –> 青皮	0.768559
8	水蛭、刺蒺藜 –> 蜈蚣	0.755458
9	水蛭 –> 刺蒺藜	0.754452
10	刺蒺藜 –> 蜈蚣	0.753138
11	巴戟天、蜈蚣 –> 川牛膝	0.724891
12	当归 –> 蜈蚣	0.720524

在以上核心组合提取的基础上，运用无监督熵层次聚类算法，得到 7 个新处方，见表 9-4。网络展示见图 9-4。

表 9-4 核心聚类方药组合

序号	新方组合
1	乌药、白果、木瓜、甘草、红花
2	桔梗、北沙参、佛手、玄参、凌霄花
3	干姜、白芍、砂仁、巴戟天
4	黄芩、红景天、百合、葛根
5	车前子、菟丝子、枸杞子、石菖蒲、远志
6	红景天、升麻、续断、麦芽、淫羊藿
7	白芍、砂仁、当归、太子参、枳壳、白术

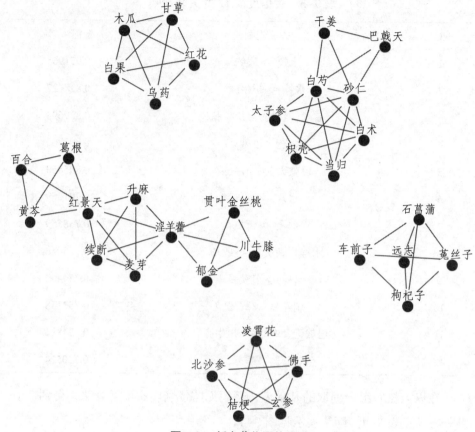

图 9-4　新方药物网络展示

　　纳入的 229 首处方共包含中药 111 味，使用频次超过 50 次的中药有 22 种，分别是水蛭、蜈蚣、川牛膝、巴戟天、青皮、郁金、刺蒺藜、当归、黄芪、茯苓、柴胡、白芍、五味子、贯叶金丝桃、葛根、黄芩、百合、炒白术、党参、知母、枸杞子、锁阳，其中使用频率最高的药物是水蛭和蜈蚣，分别使用 221 次与 218 次，其次是川牛膝、巴戟天、青皮、郁金分别使用 195 次、186 次、182 次、179 次。可以看出对于勃起功能障碍在治疗上李海松以活血通络为主，兼以疏肝、补肾、健脾、祛湿、清热等。

　　其中水蛭味咸，苦，性平。咸胜血，苦走血，性平则无寒热之偏，破血逐瘀，通经消癥，《神农本草经》言其："主逐恶血、瘀血……利水道。"张锡纯认为"破瘀之药，以水蛭为最"，足见水蛭活血化瘀之力强，同时水蛭入血分但不伤正气。现代医学表明，水蛭中含有的水蛭素等成分能够在抗血栓的同时改善血管内皮功能，从而延缓动脉粥样硬化进展。

蜈蚣一药味辛散温燥，性善走窜，息风止痉通络力强，张锡纯认为本品"走窜主力最速……凡气血凝聚皆能开之"；有研究表明蜈蚣能够改善局部微循环，促进侧支循环的建立，同时降低血液黏稠度，促进血液流动，对于阳痿患者而言，蜈蚣能够改善阴茎局部血液循环，促进局部血流增加，改善勃起状态。

阳痿一病，自古医家多认为其与命门火衰有关，这个观点在张景岳提出"凡男子阳痿不起，多由命门火衰，火衰者十居七八"之后更为盛行，明清以后以至于近现代医家治疗阳痿多从肾虚论治。李海松教授认为随着现代人生活环境的改变，阳痿的发病呈现出年轻化的趋势，"肾虚"不再是阳痿的主要病因，瘀血阻络是本病的核心病机。从组方规律分析可以看出"水蛭－蜈蚣"药对是李海松教授治疗阳痿的常用药物组合，两药一水一土，一走一伏，化瘀血而生新血，通经络而消癥瘕，二者相配活血化瘀、通络息风效专而力强。

川牛膝味甘、微苦，性平，归肝、肾二经，功善逐瘀通经，通利关节，补益肝肾，《名医别录》称其可疗"男肾阴消"，张锡纯言本品"原为补益之品，而善引血气下注"，故临床上常用之为治疗阳痿引经之品，可使血脉通畅而气血下注宗筋。

巴戟天味辛、甘，性温，归肝、肾经，补五脏而温肾阳，《本草汇》称其为"肾经血分之药"，功专温补元阳，为补肾助阳之要药，是临床上治疗阳痿、不育等男科疾病常用中药。现代药理学研究表明巴戟天具有降低血清低密度脂蛋白（LDH）及升高胆碱和肌酸水平的作用，从而改善机体的能量代谢，这与中医学对于巴戟天补肾作用的论述具有一定吻合。

青皮味苦辛，性温，归肝、胆、胃经，其气峻烈，沉降，功可疏肝破气，又可消积化滞，除坚散结。《雷公炮炙药性解》言其"主破气滞，愈低而愈效……引诸药至厥阴"，因本品行气力强在配合活血之品使用时兼治气滞血瘀诸证；郁金其味苦辛，性寒，归肝、胆、心经，既可化瘀行气，又可疏肝清心，《本草备要》言其"凉心热，破瘀血，散肝郁"，视为"血中之气药"，行气滞而不伤正，化瘀血而生新血。二药合用对于阳痿患者而言，既能条达肝气缓解其焦虑不安等情绪，又可使下焦宗筋血行得畅，既能活血生血，又可行血，可谓一举数得。

李海松教授治疗勃起功能障碍的药性以温性为主，占 50% 左右，李海松教授认为阳痿一病非虚所主，血瘀是本病核心病机，故治疗上应避免过分使用燥热之品，选药以温和为主。药味以辛、甘、苦使用频率最高，是以辛能行散，通利气机，而苦降甘补以防耗气伤津。而所用中药以入肝、脾、肾经为主，其中入肝经药物使用明显高于其他药物，这与李海松教授"阴茎中风"理论不谋而合，即肝气郁结则气血运行不畅，气血瘀滞于局部，阴茎未能得到血液充分濡养，对外则表现为行房事时阴茎勃起不坚或者不持久，甚至完全无法勃起，出现时好时坏的症状，即为"中风"之症。

基于无监督的熵层次聚类算法得到的新方对于治疗勃起功能障碍具有一定的参考价值，但仍需经过进一步的临床研究及试验研究给予验证。通过分析所得 7 个新处方，我们可以从中看出仍以李海松教授治疗阳痿基本思想为核心，即重视"血瘀"重要性，以活血化瘀、疏肝行气、补肾健脾为主。

阳痿作为最常见的性功能障碍疾病之一，其发病率居高不下，目前西医对于本病的治疗包括使用 PDE-5 抑制剂、真空负压吸引、阴茎假体植入、干细胞治疗等，虽能够较快改善勃起功能，但是存在副作用大、花费大等问题。传统中医学对本病早有认识，治疗方法多样且临床疗效肯定，副作用较少，应当充分开发并挖掘中医药在防治本病中的独特优势，为阳痿的研究与治疗提供新思路与方法。

二、阴茎中风理论指导下的男科常用药物

（一）活血药

1. 郁金

【性味归经】辛、苦，寒。归肝、胆、心经。

【功效】活血止痛，行气解郁，清心凉血，利胆退黄。

【临床应用】阳痿、尿血、血淋、血精等血热瘀滞证；气滞血瘀引起的疼痛病证。

2. 乳香

【性味归经】辛、苦，温。归心、肝、脾经。

【功效】活血止痛，消肿生肌。

【临床应用】气滞血瘀所致的以疼痛为主的男科病症。

3. 没药

【性味归经】辛、苦，平。归心、肝、脾经。

【功效】活血止痛，消肿生肌。

【临床应用】气滞血瘀所致的以疼痛为主的阳痿等男科病症。

4. 丹参

【性味归经】味苦，性微寒。归心、心包、肝经。

【功效】活血祛瘀，凉血消痈，除烦安神。

【临床应用】阳痿、前列腺增生、慢性前列腺炎、阴茎痰核、阴茎异常勃起、血精、痛性结节、男子乳病、阴茎阴囊睾丸外伤等属瘀血阻滞之病症。

5. 益母草

【性味归经】辛、苦，微寒。归心、肝、膀胱经。

【功效】活血调经，利水消肿，清热解毒。

【临床应用】阳痿、前列腺增生、慢性前列腺炎、阴茎痰核、阴茎异常勃起、血精、痛性结节、男子乳病、阴茎阴囊睾丸外伤等属瘀血阻滞之病症。

6. 牛膝

【性味归经】味苦、酸，性平。归肝、肾经。

【功效】活血化瘀，引血下行，补肝肾，强筋骨，利尿通淋。

【临床应用】阳痿、血精、不射精、阳强、阴茎痰核、慢性子痈、阴茎阴囊及睾丸外伤、精索静脉曲张、前列腺炎、前列腺增生、精液不液化、痛性结节、附睾郁积等。

7. 莪术

【性味归经】辛、苦，温。归肝、脾经。

【功效】行气破血，消积止痛。

【临床应用】阳痿、阴茎痰核、慢性子痈、阴茎阴囊及睾丸外伤、精索静脉曲张、前列腺炎、前列腺增生、精液不液化、痛性结节、附睾郁积等。

8. 三棱

【性味归经】辛、苦，平。归肝、脾经。

【功效】破血行气，消积止痛。

【临床应用】阴茎痰核、慢性子痈、阴茎阴囊及睾丸外伤、精索静脉曲张、前列腺炎、前列腺增生、精液不液化、痛性结节、附睾郁积等。

9. 水蛭

【性味归经】咸、苦，平，有小毒。归肝经。

【功效】破血逐瘀。

【临床应用】血瘀络阻所致之阳痿、前列腺增生、慢性前列腺炎、阴茎痰核、精索静脉曲张及睾丸、阴囊、阴茎等部位的外伤血肿、瘀阻等病症。

10. 牡蛎

【性味归经】咸，微寒。归肝、肾经。

【功效】平肝潜阳，软坚散结，收敛固涩。

【临床应用】用于遗精、滑精、早泄、阴茎痰核、前列腺增生、慢性前列腺炎、痛性结节等病症。

11. 地龙

【性味归经】咸，寒。归肝、脾、膀胱经。

【功效】清热息风，通络利尿。

【临床应用】用于阳痿、不射精、阴茎痰核、阳强、子痈、前列腺炎、精液不液化等病症。

12. 蜈蚣

【性味归经】辛，温，有毒。归肝经。

【功效】息风止痉，解毒散结，通络止痛。

【临床应用】用于肝郁、血瘀所致的阳痿及不射精、阴茎痰核、慢性子痈、精索静脉曲张等病症。

13. 僵蚕

【性味归经】咸、辛，平。归肝、肺经。

【功效】息风止痉，祛风止痛，解毒散结。

【临床应用】痰浊阻滞宗筋脉道所致的阳痿、阴茎痰核、子痰、慢性子痛、不射精等症。

14. 凌霄花

【性味归经】辛，微寒。归肝、心包经。

【功效】破瘀通经，凉血祛风。

【临床应用】瘀血阻滞之前列腺炎、阳痿、前列腺增生症、附睾炎、精索静脉曲张等病症。

15. 赤芍

【性味归经】苦，微寒。归肝经。

【功效】清热凉血，散瘀止痛。

【临床应用】肝经热盛之子痈；肝郁气滞血瘀之前列腺炎、阳痿、前列腺增生症、附睾炎等病症。

16. 泽兰

【性味归经】苦、辛，微温。归肝、脾经。

【功效】活血化瘀，行水消肿。

【临床应用】气滞血瘀之前列腺炎、阳痿、前列腺增生症、精索静脉曲张、附睾炎等所致疼痛不适者。

17. 川芎

【性味归经】辛，温。归肝、胆、心包经。

【功效】活血行气，祛风止痛。

【临床应用】气滞血瘀之前列腺炎、附睾炎、睾丸炎、精索静脉曲张、射精痛、腰痛、胸胁胀痛等各种男科疾病伴有疼痛者。

18. 鬼箭羽

【性味归经】苦，辛，寒。

【功效】破血痛经，解毒消肿。

【临床应用】气滞血瘀之前列腺炎、附睾炎、睾丸炎、精索静脉曲张、射精痛、腰痛、胸胁胀痛及糖尿病导致的阳痿等男科疾病。

19. 马鞭草

【性味归经】苦，凉。归肝经、脾经。

【功效】活血散瘀，截疟，解毒，利水消肿。

【临床应用】湿热蕴结引起的淋证、子痈等；瘀血阻滞引起的尿痛，少腹、会阴疼痛。

20. 大血藤（红藤）

【性味归经】苦，平。归大肠经、肝经。

【功效】清热解毒，活血祛风，止痛。

【临床应用】炎症较重的前列腺炎、附睾炎等。

（二）补虚药

1. 补气药

（1）黄芪

【性味归经】甘，温。归肺、脾经。

【功效】补气生精，利尿托毒。

【应用】肺脾气虚之尿频、小便不利、遗精、不射精、阳痿、房劳伤、精子成活率降低、精子活动力低下及子痈、囊痈、子痰等久溃不收口病症，常与党参、当归等配伍运用。

（2）山药

【性味归经】甘，平。归脾、肺、肾经。

【功效】益气养阴，补脾肺肾，固精止带。

【应用】肺肾阴虚所致的阳痿、早泄、遗精、不育及慢性前列腺炎、精囊炎等。

（3）刺五加

【性味归经】甘、微苦，温。归脾、肺、心、肾经。

【功效】益气健脾，补肾安神。

【临床应用】脾肾不足所致的阳痿。

（4）红景天

【性味归经】甘、苦，性平。归肺、心经。

【功效】益气活血。

【临床应用】气血不足之少弱精症、阳痿、精索静脉曲张等。

（5）甘草

【性味归经】甘，平。归心、胃、脾、肺经。

【功效】补脾益气，止咳祛痰，缓急定痛，调和药性。

【临床应用】生甘草常用于热毒炽盛所致睾丸炎、前列腺炎等。炙甘草多用于疼痛性男科疾病。

2. 补阳药

（1）九香虫

【性味归经】咸，温。归脾、肝、肾经。

【功效】行气止痛，温肾助阳。

【临床应用】肾阳亏虚、寒滞肝脉而致的阳痿、阴冷、子痈、缩阳、阴茎痰核等病症。

（2）鹿茸

【性味归经】甘、咸，温。归肝、肾经。

【功效】补肾阳，益精血，强筋健骨。

【临床应用】肾阳不足，精血亏虚所致的阳痿、遗精、滑泄、腰膝酸软、筋骨乏力、头晕耳鸣及精神不振等症。

（3）淫羊藿

【性味归经】辛、甘，温。归肝、肾经。

【功效】温补肾阳，益气强精。

【临床应用】肾阳不足、精气亏虚之性欲低下，阳痿及因少精、精子成活率低、精子活力低下等所致的不育症。

（4）巴戟天

【性味归经】甘、辛，微温。归肾、肝经。

【功效】补肾阳，强筋骨，祛风湿。

【临床应用】用于阳痿、遗精、不育等属肾阳亏虚兼夹寒湿所致者。

（5）仙茅

【性味归经】辛、热；有毒。归肾、肝、脾经。

【功效】补肾阳，强筋骨，祛寒湿。

【临床应用】肾阳不足，命门火衰的阳痿、精冷、遗尿、尿频。

（6）续断

【性味归经】苦、甘、辛、微温。归肝、肾经。

【功效】补肝肾，强筋骨。

【临床应用】用于伴有腰膝酸软的阳痿、遗精、慢性前列腺炎等。

（7）杜仲

【性味归经】甘，温。归肝、肾经。

【功效】补肝肾，强筋骨。

【临床应用】用于肝肾虚寒之阳痿、遗精、阴冷、阴汗、睾丸冷痛等。

（8）肉苁蓉

【性味归经】甘、咸，温。归肾、大肠经。

【功效】补肾阳，益精血。

【临床应用】肾精亏虚、肾阳不足而致的阳痿、遗精、早泄、不育、阴冷、更年期综合征等。

（9）锁阳

【性味归经】苦，温。归脾、肾、大肠经。

【功效】补肾阳，益精血。

【临床应用】用于阳痿、遗精、早泄、不育等属肾阳不足、精气亏虚所致者。

（10）补骨脂

【性味归经】辛、苦，温。归肾、脾经。

【功效】温肾助阳，纳气，止泻。

【临床应用】用于阳痿、遗精，遗尿、尿频，腰膝冷痛，肾虚作喘。

（11）益智仁

【性味归经】辛，温。归肾、脾经。

【功效】暖肾固精缩尿。

【临床应用】用于治疗肾气虚寒之遗精、早泄、遗尿、尿有余沥、夜尿增多等症。

（12）菟丝子

【性味归经】辛、甘，平。归肾、肝、脾经。

【功效】补肾益精，养肝明目，止泻安胎。

【临床应用】用于治疗肾气虚寒之阳痿、白浊、遗精、早泄、遗尿、尿有余沥、夜尿增多等症。

（13）沙苑子

【性味归经】甘，温。归肝、肾经。

【功效】温补肝肾，固精，缩尿。

【临床应用】用于肾虚腰痛，遗精早泄，白浊带下，小便余沥，眩晕目昏，男性不育。

（14）蛤蚧

【性味归经】咸，平。归肺、肾经。

【功效】补肺气，助肾阳，益精血，定喘嗽。

【临床应用】肾阳不足，精血亏虚之性欲低下、阳痿、遗精、早泄、精少不育等病症。

（15）韭菜子

【性味归经】辛、甘，温。归肾、肝经。

【功效】温补肝肾，壮阳固精。

【临床应用】固精止遗，缩尿，以治肾虚滑脱诸证；用治肾阳虚衰，下元虚冷之阳痿不举、遗精遗尿；治肝肾不足之筋骨痿软、步履艰难、屈伸不利。

（16）阳起石

【性味归经】咸，微温。归肾经。

【功效】温肾壮阳。

【临床应用】肾阳衰微、下元虚寒所致男子阳痿滑泄。

（17）蛇床子

【性味归经】辛、苦，温。有小毒。归肾经。

【功效】杀虫止痒，燥湿，温肾壮阳。

【临床应用】肾阳亏虚之阳痿、早泄、不射精、房劳伤、男性不育症、前列腺增生症、腰膝酸痛、尿频等病症。

（18）冬虫夏草

【性味归经】甘，平。归肺经、肾经。

【功效】补肺益肾，止血，化痰。

【临床应用】肾阳虚衰、精髓不足所致腰膝酸痛、软弱无力、梦遗滑精、阳痿早泄、耳鸣健忘及神思恍惚诸症。

（19）蚕蛾

【性味归经】咸，温。归肝、肾经。

【功效】补益肝肾，壮阳涩精。

【临床应用】阴器痿弱、阳道难兴而源于肝肾亏虚者，还可用于早泄、梦遗、滑精等。

（20）钟乳石

【性味归经】甘，温。归肺、肾、胃经。

【功效】肺、助阳、平喘、制酸、通乳。

【临床应用】阳虚冷喘、阳痿遗精、腰脚冷痛等症。

3.补血药

（1）熟地黄

【性味归经】甘，微温。归肝、肾经。

【功效】补血养肝，滋肾育阴。

【临床应用】肾阴不足的遗精，肝肾精血亏虚的男性不育、阳痿、腰膝酸软、眩晕耳鸣、须发早白、心悸失眠等症。

（2）当归

【性味归经】甘、辛，温。归肝、心、脾经。

【功效】补血调经，活血止痛，润肠通便。

【临床应用】血虚导致精血不足之男性不育症，血瘀之前列腺炎、阳痿、前列腺增生症、精索静脉曲张、附睾炎等所致疼痛不适者。

（3）何首乌

【性味归经】甘、涩，微温；归肝、肾经。

【功效】补益精血，固肾乌须。

【临床应用】精血亏虚之遗精、滑精、不育、阳痿等症。

4.补阴药

（1）枸杞子

【性味归经】甘，平。归肝、肾经。

【功效】补肝肾，明目。

【临床应用】肝肾阴亏、精气不足所致之阳痿、遗精、少精、精子成活率降低、精子活力低下、更年期综合征等病症。

（2）墨旱莲

【性味归经】甘、酸，寒。归肝、肾经。

【功效】滋补肝肾，凉血止血。

【临床应用】用于肝肾阴虚的血精、血尿、遗精、腰酸、耳鸣等症。

（3）女贞子

【性味归经】甘、苦，凉。归肝、肾经。

【功效】滋补肝肾。

【临床应用】用于肝肾阴虚的血精、血尿、遗精、腰酸、耳鸣等症。

（4）龟甲

【性味归经】甘，寒。归肾、肝、心经。

【功效】滋阴，潜阳，益肾健骨，养血补心。

【临床应用】用于肝肾阴虚火旺的遗精、盗汗、早泄、健忘、腰酸、耳鸣等症。

（5）龟甲胶

【性味归经】咸、甘，凉。归肝、肾、心经。

【功效】滋阴，养血，止血。

【临床应用】精血亏虚之弱精子症、少精子症、死精子症、无精子症等男性不育症。

（6）鹿角胶

【性味归经】甘、咸。性温。归肝、肾经。

【功效】补肝肾，益精血。

【临床应用】肾阳不足、精血亏虚之阳痿、早泄、遗精、迟发性性腺功能减退症、精子活动力低下、精少之男性不育症等病症。

（7）石斛

【性味归经】甘，微寒。归胃经、肾经。

【功效】益胃生津，滋阴清热。

【临床应用】肾阴亏虚所致阳痿、早泄、遗精，伴见胃阴不足之舌干口燥、热盛伤津等。

（8）天冬

【性味归经】甘、苦，寒。归肺经、肾经。

【功效】养阴润燥，清火生津。

【临床应用】肾阴不足，阴虚火旺的盗汗、阳痿、遗精及内热消渴、肠脏便秘等症。

（9）麦冬

【性味归经】甘、微苦，微寒。归心经、肺经、胃经。

【功效】养阴生津，润肺清心。

【临床应用】心肺阴虚所致遗精、精液不液化、男性更年期综合征等病症。

（10）鳖甲

【性味归经】味咸，微寒。归肝经、肾经。

【功效】滋阴潜阳，软坚散结，退热除蒸。

【临床应用】相火妄动之遗精、滑精、早泄及痰瘀互结之阴茎痰核、前列腺炎、前列腺肥大、子痰、子痈等。

（三）温里药

1. 附子

【性味归经】辛、甘、热，有毒。归心、脾、肾经。

【功效】回阳补火，散寒除湿。

【临床应用】用于阳痿、精子成活率低下、不射精、缩阳、色厥、阴冷、睾丸冷痛等属于阳虚寒证者。

2. 肉桂

【性味归经】辛、甘，热。归脾、肾、心、肝经。

【功效】补火助阳，散寒止痛，温经通脉。

【临床应用】脾肾阳虚的阳痿、早泄、滑精及寒滞厥少二经之睾丸疼痛、阴冷、阴汗等。

3. 小茴香

【性味归经】味辛，性温。归肝、肾、脾、胃经。

【功效】祛寒止痛，理气和胃。

【临床应用】少腹、会阴、阴囊、睾丸冷痛等症。

4. 丁香

【性味归经】辛，温。归脾、胃、肺、肾经。

【功效】温中降逆，散寒止痛，温肾助阳。

【临床应用】有温肾助阳起痿之功，治疗男子勃起功能障碍。

（四）利湿药

1. 茯苓

【性味归经】味甘、淡，性平。归心、脾、肾经。

【功效】利水渗湿，健脾安神。

【临床应用】心肾不宁所致的阳痿、遗精、男性更年期综合征、房劳心悸及水湿阻滞之阴肿、水疝、精液囊肿等病症。

2. 薏苡仁

【性味归经】甘、淡，凉。归脾、胃、肺经。

【功效】健脾渗湿，除痹止泻，清热排脓。

【临床应用】湿热下注引起的遗精、阳痿、子痈、子痰、血精、阴囊湿疹、水疝、颓疝、精液囊肿、附睾郁积等病症。

3. 猪苓

【性味归经】甘淡，平。归肾、膀胱经。

【功效】利水渗湿。

【临床应用】水湿停滞之小便不利、水肿、淋证。

4. 泽泻

【性味归经】味甘、淡，性寒。归肾、膀胱经。

【功效】泄热利湿。

【临床应用】湿热下注所致的阳痿、阳强、性欲亢进、遗精、射精疼痛、血精等病症。

5. 车前子

【性味归经】味甘，性微寒。归肺、肾、肝经。

【功效】利尿通淋，渗湿止泻，清肝明目。

【临床应用】痰湿壅滞所致之阳痿、水疝、遗精、不射精、前列腺炎、前列腺增生、尿潴留等病症。

6. 通草

【性味归经】甘淡，寒。归肺、胃经。

【功效】清热利湿。

【临床应用】湿热下注之小便不利、淋沥涩痛等。

7. 萹蓄

【性味归经】味苦，性微寒。归膀胱经。

【功效】利水通淋。

【临床应用】用于湿热淋证、阴囊湿痒等。

8. 石韦

【性味归经】味苦，性微寒。归肺、膀胱经。

【功效】利水通淋，凉血止血。

【临床应用】用于湿热淋证，可治疗前列腺增生、前列腺炎引起的小便淋沥，尿路感染引起的小便涩痛、血尿等。

9. 灯心草

【性味归经】甘、淡，微寒。归心、肺、小肠经。

【功效】利尿通淋，清心除烦。

【临床应用】用于小便不利，淋沥涩痛。

10. 萆薢

【性味归经】味苦，性微寒。归肝、胃经。

【功效】利湿浊，祛风湿。

【临床应用】用于膏淋、白浊（慢性前列腺炎引起的尿道口滴白）等症。

11. 金钱草

【性味归经】甘、咸，微寒。归肝、胆、肾、膀胱经。

【功效】利湿退黄，利尿通淋，解毒消肿。

【临床应用】用于石淋、热淋等。

12. 虎杖

【性味归经】味苦，性寒。归肝、肺、胆经。

【功效】清热利湿，活血化瘀。

【临床应用】热毒蕴结的前列腺炎、尿路感染、睾丸附睾炎等。

13. 五加皮

【性味归经】辛、苦，味。归肝、肾经。

【功效】祛风湿，补肝肾，强筋骨。

【临床应用】肝肾不足、寒湿内蕴所致阳痿、阴冷、阴汗、睾丸冷痛、癫疝、水疝等。

14. 木瓜

【性味归经】酸，温。归肝、脾经。

【功效】舒经活络，和胃化湿。

【临床应用】前列腺炎所致疼痛症状明显患者。

15. 砂仁

【性味归经】辛，温。归胃、脾、肾经。

【功效】化湿开胃，温脾止泻，理气安胎。

【临床应用】脾胃虚寒、健运失常之阳痿、遗精及寒滞厥阴之阴冷、睾丸冷痛等症。

（五）祛风发表药

1. 柴胡

【性味归经】苦、辛，微寒。归肝、胆经。

【功效】解表退热，疏肝解郁，升举阳气。

【临床应用】肝失疏泄、气机郁阻所致的胸胁或少腹胀痛、情志抑郁等症状，阳痿伴有情志不畅等疾病，常与香附、川芎、白芍同用。

2. 升麻

【性味归经】辛，甘、微寒。归肺、脾、胃、大肠经。

【功效】发表透疹，升阳举陷。

【临床应用】阳痿伴有小腹、会阴坠胀不适等病症，常与黄芪等配伍运用。

（六）理气药

1. 乌药

【性味归经】味辛，性温。归胃、肾、膀胱经。

【功效】行气，散寒，止痛。

【临床应用】少腹、会阴、阴囊冷痛及小便频数、尿道口滴白，亦可用于小便费劲、尿等待等前列腺导致的下尿路梗阻病症。

2. 荔枝核

【性味归经】辛、微苦，温。归肝、胃经。

【功效】行气散结，散寒止痛。

【临床应用】疝气痛，睾丸肿痛。

3. 川楝子

【性味归经】苦，寒。有小毒。归肝、胃、小肠、膀胱经。

【功效】行气止痛，杀虫。

【临床应用】用于前列腺炎、附睾炎、睾丸炎、精索静脉曲张等伴有小腹、会阴、阴囊坠胀疼痛不适者，以及肝郁气滞之胸胁胀痛者。

4. 延胡索

【性味归经】辛、苦，温。归心、肝、脾经。

【功效】活血，行气，止痛。

【临床应用】气血瘀滞之前列腺炎、附睾炎、睾丸炎、精索静脉曲张、射精痛、尿道疼痛、腰痛、胸胁胀痛等各种男科疾病伴有疼痛者。

5. 白芥子

【性味归经】味辛，性温。归肺经。

【功效】温肺祛痰，利气散结。

【临床应用】不射精、阳痿、阴茎痰核、阴茎异常勃起、子痰、子痈、附睾郁积、男子乳病、痛性结节、慢性前列腺炎、前列腺增生等属痰湿阻络之男科病症，常与白僵蚕配伍同用，以取痰瘀同治之功。

6. 沉香

【性味归经】辛、苦，微温。归肾经、脾经、胃经。

【功效】行气止痛，温中止呕，纳气平喘。

【临床应用】气滞厥阴、少阴之睾丸疼痛、阴囊胀痛、阴冷及气逆精出不循常道之逆行射精等病症。

（七）止血药

1. 小蓟

【性味归经】味甘，性凉。归心、肺经。

【功效】凉血止血，消散痈肿，利尿。

【临床应用】尿血、血精等各种出血证。

2. 白茅根

【性味归经】甘，寒。归肺、胃、膀胱经。

【功效】凉血止血，清热利尿，清肺胃热。

【临床应用】尿血、湿热下注引起的小便不利等病症。

3. 三七

【性味归经】味甘、微苦，性温。归肝、胃经。

【功效】散瘀止血，消肿定痛。

【临床应用】尿血、血精等出血证及瘀血阻滞的疼痛等症。

4. 蒲黄

【性味归经】甘，平。归肝、心包经。

【功效】收涩止血，行血祛瘀，利尿。

【临床应用】炒炭收涩，善能止血，用于血淋、尿血等男科各种出血病症。生用性滑，长于行血，故治瘀血阻滞的疼痛等症。

5. 血竭

【性味归经】甘、咸，平。归心、肝经。

【功效】祛瘀定痛，止血生肌。

【临床应用】男科各种瘀血肿痛。

6. 花蕊石

【性味归经】酸、涩，平。归肝经。

【功效】化瘀止血。

【临床应用】血精、阴茎阴囊外伤、阴汗及囊痈、子痈、子痰等溃后久不收口者。

（八）安神药

1. 磁石

【性味归经】辛、咸，寒。归肝、心、肾经。

【功效】潜阳安神，聪耳明目，纳气平喘。

【临床应用】肾虚精亏、心胆气怯所致之性欲低下、阳痿、遗精、早泄等病症。

2. 龙骨

【性味归经】甘、涩，微寒。归心、肝经。

【功效】平肝潜阳，镇静安神，收敛固涩。

【临床应用】遗精、早泄、虚汗、尿血等病症。

3. 琥珀

【性味归经】甘，平。归心、肝、膀胱经。

【功效】定惊安神，活血散瘀，利尿通淋。

【临床应用】血淋、石淋、热淋、小便出血、癃闭不通等。

4. 石菖蒲

【性味归经】味辛，性温。归心、胃经。

【功效】芳香化湿，开窍醒神。

【临床应用】心肾不宁之阳痿、早泄、遗精及精窍瘀阻之不射精、射精不爽等病症。

5. 远志

【性味归经】苦、辛，温。归心、肾、肺经。

【功效】宁心安神，祛痰开窍，消痈散节。

【临床应用】心气不足之阳痿、遗精、早泄，此外可用之配合桔梗、石菖蒲、路路通等治疗不射精、射精迟缓等。

6. 柏子仁

【性味归经】甘，性平。归心、肾、大肠经。

【功效】养心安神，止汗，润肠。

【临床应用】心气亏虚、心肾不宁所致之夜梦遗精、阳痿、男性更年期综合征等病症，可与熟地黄、龟甲、枸杞、牛膝、黄芪、杏仁配伍使用。

（九）收涩药

1. 山茱萸

【性味归经】酸、涩，微温。归肝、肾经。

【功效】补益肝肾，收敛固涩。

【临床应用】用于肝肾亏虚所致的阳痿、遗精、早泄、阴汗不止、男性更年期综合征等。

2. 覆盆子

【性味归经】甘、酸、微温。归肝、肾经。

【功效】益肾，固精，缩尿。

【临床应用】肾虚阳痿及肾虚不固之遗精、滑精、遗尿、尿频等症。

3. 桑螵蛸

【性味归经】甘、咸，平。归肝、肾经。

【功效】补肾助阳，固精缩尿。

【临床应用】肾虚之遗溺、尿频、滑精、阳痿、早泄等症。

4. 金樱子

【性味归经】酸、涩、平。归肾、膀胱、大肠经。

【功效】固精缩尿。

【临床应用】用于肾虚滑精、遗精、遗尿、尿频等。

5. 海螵蛸

【性味归经】咸、涩，微温。归肝、肾经。

【功效】固精止带，收敛止血，制酸止痛，收湿敛疮。

【临床应用】肾虚之遗溺、尿频、滑精、阳痿、早泄等症。

6. 芡实

【性味归经】甘、平、涩。归脾、肾经。

【功效】益肾固精，健脾止泻，除湿止带。

【临床应用】肾虚遗精、滑精、早泄、小便不禁等症。

7. 鸡内金

【性味归经】甘，平。归脾、胃、小肠、膀胱经。

【功效】消食健胃，涩精止遗。

【临床应用】肾精不固之遗精、早泄、遗尿等病症；亦可用于脾虚湿盛之精液不液化。

8. 五味子

【性味归经】酸，甘，温。归肺、心、肾经。

【功效】敛肺滋肾，生津敛汗，涩精止泻，宁心安神。

【临床应用】用于阳痿、遗精、滑精、不育、男性更年期综合征等。

9. 露蜂房

【性味归经】甘，平。归胃经。

【功效】攻毒杀虫，祛风止痛。

【临床应用】肾虚之阳痿、早泄、遗精、遗尿、精子活动力低下、精子畸形率高之男性不育症等。

10. 白果

【性味归经】甘、苦、涩，性平。有毒。归肺、肾经。

【功效】敛肺定喘，止带浊，缩小便。

【临床应用】用于遗精，早泄，小便频数，遗尿，白浊。

11. 赤石脂

【性味归经】甘、酸、涩，温。归大肠、胃经。

【功效】涩肠止泻，止血；外用生肌敛疮。

【临床应用】下焦失于固涩而致遗精、早泄、血精等症，多与金樱子、芡实等配合使用。

（十）清热药

1. 知母

【性味归经】味苦、甘，性寒。归肺、胃、肾经。

【功效】清热泻火，滋阴润燥。

【临床应用】阴虚火旺所致之阳痿、遗精、性欲亢进、阳强等病症。

2. 栀子

【性味归经】苦，寒。归心、肺、三焦经。

【功效】泻火除烦，清热利湿，凉血解毒。

【临床应用】本品善清利下焦湿热导致的阳痿等疾病。

3. 黄芩

【性味归经】苦，寒。归肺、胆、脾、胃、大肠、小肠经。

【功效】清热燥湿，泻火解毒，止血，安胎。

【临床应用】湿热壅盛所致之阳痿、遗精、早泄、性欲亢进、阳强、血精、阴囊湿疹、子痈、急性前列腺炎、囊痈等病症；亦可用于上焦肺热所致癃闭。

4. 黄柏

【性味归经】味苦，性寒。归肾、膀胱、大肠经。

【功效】清热燥湿，泻火解毒，退热除蒸。

【临床应用】湿热壅盛所致之遗精、早泄、性欲亢进、阳强、血精、阴囊湿疹、子痈、急性前列腺炎、囊痈等病症；还可用于下焦湿热引起的阴囊湿痒、睾丸附睾炎、小便灼热、淋沥涩痛等症。

三、阳痿治疗验方新悟

1. 活血通络汤

【组成】柴胡、当归、白芍、刺蒺藜、青皮、郁金、川牛膝、水蛭、蜈蚣、巴戟天、淫羊藿、锁阳、雄蚕蛾。

【功效】活血化瘀，通络息风。

【主治】勃起功能障碍之瘀血阻络，络风内动证。

【方解】男性勃起功能障碍亦多见以"瘀血阻络，引动内风"为基本病机，这与本病病程较长，病久入血入络有密切关系，并且瘀血既是病理产物，也是致病因素，因此更应该重血瘀在勃起功能障碍中的作用。此型患者，虽以瘀阻脉络为基础，但多夹兼证，常以"湿热、痰浊为启动因素，肝郁为病理特点，肾虚为变化趋势"，故提出在临床上运用"活血化瘀，通络息风"的基本思路治疗本病，常获良效。

方中柴胡善肝解郁，条达肝气，疏散之中又兼活血化瘀，能推陈致新；白芍能养血柔肝，平肝止痛，行血散邪；当归能行能散，善活血化瘀，疏肝通络，疗气血之瘀滞；刺蒺藜平肝疏肝，祛风明目，能令肝气条达，精血下注宗筋；青皮苦辛性温，苦能疏泄下行，辛能升散温通，故疏肝理气、散结止痛之效优；郁金能活血散瘀，又能行气解郁，属入血分之气药，其性寒沉降，有清心收敛之力，既可引血入下焦汇于宗筋，又能解郁而化火所生内热；巴戟天补肾助阳，强筋健骨，兼除风湿；淫羊藿气味皆厚，能甘温补阳，为温肾强阳起痿之良药；锁阳补肾助阳，益精养血，有兴阳益精之效，其性温润而不燥烈，有平稳补肾之功；川牛膝活血通经，补益肝肾，能引血下行，使精血下注宗筋；川续断补益肝肾，强筋健骨，兼活血祛瘀，能补散兼施；水蛭活血破积，通行络脉，使血行通畅，经络风息，宗筋得以气血濡养；蜈蚣性善走窜，故能通达内外，活血通络，息风止痉，能补肾助阳；雄蚕蛾补养肝肾，擅强养宗筋，因其性走窜，为通补并施之上品。诸药合用，共奏活血化瘀、通络息风、疏肝振痿之功效。

【现代研究】活血化瘀药物均有较好的抗血小板聚集及抗血栓形成的作用，其改善血管内皮功能、抗动脉粥样硬化及稳定动脉粥样硬化斑块作用较为肯定。水蛭能降低全血比黏度，降低血管阻力，扩张毛细血管，解除小动脉痉挛，改善微循环，其扩血管、抗凝、解聚、抗栓等作用为活血通络法治疗阳痿奠定了基础。蜈蚣具有改善微循环、降低血黏度、促进活血散结等作用，使输入阴茎血流量增加，为治疗阳痿的专药。

2. 补肾疏肝汤

【组成】淫羊藿、巴戟天、仙茅、鹿角胶、山萸肉、柴胡、当归、白芍、远志、丹皮、水蛭、蜈蚣、蛤蚧。

【功效】补肾疏肝。

【主治】阳痿（肾虚肝郁证）。

【方解】东直门医院男科团队通过对 131 部有关阳痿论治内容古医籍的研究，发现因七情所伤和房事不当而致阳痿多被古代医家所认可。并通过对 717 例阳痿患者的中医证型分布特征进行调查研究，结果发现有证可辨者中证候与肝、肾有关者比例最高。因此，认为现代社会条件下阳痿的中医发病学规律是：房劳伤非其主因，情志变化为其主要发病学基础，肾虚所致的阳痿则与年龄变化呈正相关，实多虚少是普遍规律；在脏腑定位方面主要以"肝肾为中心"而涉及五脏；在病因方面，与肾虚、肝郁关系最为密切，血瘀、湿热次之，脾虚、寒邪再次之，而肺虚、火邪等引起阳痿的可能较小。阳痿的临床治疗多以补肾疏肝为主。

方中仙茅、淫羊藿为二仙汤主药，配合鹿角胶起温阳补肾、填精益髓以助元阳；巴戟天补肾阳，强筋骨，祛风湿，为治疗阳痿遗精之要药；肝体阴而用阳，厥阴经又循阴器，同时取逍遥散中的核心药物柴胡、当归、白芍组合以疏肝解郁、养血和血，又养肝阴，肝气调达则疏利，经络气行畅达；佐以山萸肉肝肾同补、阴中求阳，牡丹皮、远志清热、安神，丹皮具有凉血化瘀之功效，水蛭活血破积，通行络脉，使血行通畅，经络风息，宗筋得以气血濡养；蜈蚣性善走窜，故能通达内外，活血通络，息风止痉，能补肾助阳；蛤蚧补肺益肾，纳气定喘，固精助阳。阳痿病程日久，久病入络故本病可见伴随血瘀证候，故虫药合用，共起振痿之效。全方起到填精益髓、疏肝振痿的效果，对阳痿治疗效果满意。

【现代研究】淫羊藿主要成分为黄酮、木酯素、生物碱亚乳和多糖，大量实验研究表明，淫羊藿可促进性激素分泌，用其灌胃后可使肾阳虚大鼠血清睾酮含量明显上升。因此，淫羊藿可以通过调节血清睾酮含量从而影响男性的勃起功能。蛤蚧、仙茅提取物同样具有双相性激素样作用，研究表明，它们对可使正常小鼠睾丸显著增重，可使动物前列腺和精囊、子宫、卵巢增重，说明仙茅、蛤蚧有补肾壮阳作用，其补肾壮阳有效成分可能为仙茅素；研究显示，鹿角胶可以使成年大鼠性欲提高，有效缩短勃起潜伏期，并对大鼠精囊腺、前列腺有明显增重作用；白芍发挥作用的药理成分为白芍总苷，其主要成分可以明显改善阴茎血管内皮保护功能及阴茎血流动力学，从而对阴茎的勃起功能起到促进作用。

3. 振雄展势丹

【组成】丹参、柴胡、白芍、枳壳、远志、蛇床子、淫羊藿、山茱萸、郁金、花椒、五味子、露蜂房、鹿角胶、蜈蚣。

【功效】疏肝解郁，补肾活血。

【主治】勃起功能障碍（阳痿）之肝郁肾虚，瘀血阻络。

【方解】方中以柴胡、丹参、白芍疏肝解郁、理气活血起痿为君药；以蜈蚣、蜂房、蛇床子等走窜通络、益肾兴阳，为臣药；以郁金、枳壳、山萸肉等助君、臣之味强疏肝、活血、益肾之功，为佐药；分别伍心、脾、肺三脏之远志、川椒、五味子，以调和三脏功能，助肝肾之用，为使药。纵观全方，既能疏肝解郁使气机条达、血行通畅，又能扶助肾气以振阳势，同时改善血液瘀滞状态，使血液畅行宗筋，阳气透达阴茎，从而阴茎得血之充、得阳之动而坚举。此外，本方还在以肝肾为中心的基础上，佐有心、脾、肺三脏治药各1味，取其调和三脏功能以助肝肾之用，既能无病防传，又能有病防变，以使五脏调和，气血通畅，而阳事正常。

【现代研究】方中蜈蚣、露蜂房传统未见用治阳痿的记载，但现代用动物药治疗阳痿有显著效果者首推此二者，有单用效者，也有为主药效者。用蜈蚣治阳痿，取其通达走窜之性以理气疏达血脉、安神镇惊、振阳起痿，用时不得去其头足和烘烤，以保气味之全，否则反损药力而难达预期效果；用蜂房治阳痿，取其温运脾阳、调肝通络以起痿之功。该方为治疗阳痿的经验方。经20多年的临床使用，效果良好。

曾采用小样本随机对照方法和文献对照方法进行临床研究。结果表明，采用疏肝活血益肾法治疗阳痿，其疗效明显优于采用单纯补肾法治疗的临床对照组（$P < 0.01$）和采用补肾活血法治疗的文献对照组（$P < 0.01$）。初步药效学研究结果表明：该方能够增加去势雄性大白鼠除前列腺外的各生殖器官重量及脏器指数，具有同化激素活性作用，能够提高去势雄性大白鼠阴茎对外部刺激的兴奋性，能够缩短去势雄性大白鼠阴茎勃起潜伏期，能够提高雄性小白鼠性功能并增强其交配能力。初步的临床与实验研究结果提示该方能提高男性性功能，增强其性交能力，因其不会促使前列腺增重，所以更适用于中老年阳痿患者。通过临床研究，发现该方能改善微循环，降低血黏度，从而改善周围血管的血液灌注，阴茎血液灌注良好，则阳痿得以改善而恢复正常性功能。

4. 糖尿病性勃起功能障碍方

【组成】生地黄、熟地黄、当归、黄芩、黄柏、黄连、黄芪、天花粉、水蛭、蜈蚣、三七、枸杞、鬼箭羽、女贞子。

【功效】滋阴泻火，活血通络。

【主治】糖尿病性阳痿之阴虚火旺，瘀血阻络。

【方解】糖尿病性阳痿是由消渴病日久，气血渐衰，气血不行，脉络瘀滞，宗筋失充引起的。因此，在治疗糖尿病性阳痿时，既要重视消渴病阴虚燥热的基本病机，又要重视脉络瘀阻的关键病机。治疗时要滋阴清热与活血化瘀并举，兼顾活血通络。方中熟地黄性温，能温补精血，乃补血之要药；生地黄性凉，善滋阴凉血活血，二地同用滋补肾阴而不腻，性质不温不寒；枸杞子、女贞子滋补肝肾而益精，二者为质地滋腻性味纯厚的药物以补精血；当归、三七、黄芪补气活血，充实脉络，以气推动脉络血行；黄柏、黄连、天花粉清热润燥，清降虚火；蜈蚣、水蛭活血化瘀，祛风通络。糖尿病造成的血管性勃起功能障碍时常加入鬼箭羽，取其活血降糖兼具止渴之效。全方共奏滋阴泻火、活血通络之功。

5. 柴胡疏肝散

【组成】陈皮（醋炒）、柴胡、川芎、枳壳（麸炒）、芍药、炙甘草、香附。

【主治】肝郁气滞证。性欲低下，阳痿不举，伴情志抑郁，烦躁易怒，胸胁胀满，或窜痛，善太息，平素多疑善虑，性情急躁，舌质淡，苔薄白，脉象弦。

【方解】本方中柴胡、陈皮、香附、枳壳疏肝理气，川芎活血行气，芍药、炙甘草柔肝养血，缓急止痛。诸药配伍，其奏疏肝行气、和血止痛之效。

6. 龙胆泻肝汤加味

【组成】龙胆草、车前子、通草、炒黄芩、山栀子、当归、生地黄、泽泻、柴胡、蛇床子、炙甘草。

【主治】肝经湿热证。性欲低下，阳痿不举，伴阴囊潮湿，或骚臭坠胀，胸胁胀痛灼热，厌食，腹胀，口苦，大便不调，小便短赤，肢体困倦，舌质红，苔黄腻，脉象滑数。

【方解】方中龙胆草泻肝经实火，以柴胡为肝使，以甘草缓肝急，佐以茯苓、栀子、木通、泽泻、车前子清热利湿，使诸湿热从小便而去，蛇床子燥湿以助阳，专治阳痿。加当归、生地黄以养肝。该方妙在泻肝之中而反佐补肝之药，盖肝为藏血之脏，补血即所以补肝。

7. 血府逐瘀汤

【组成】桃仁、红花、当归、生地黄、川芎、赤芍、牛膝、桔梗、柴胡、枳壳。

【主治】气血瘀阻证。症见阳事不举，多伴有动脉硬化、糖尿病或阴部外伤及盆腔手术史，阳痿伴睾丸、会阴、小腹、腰骶等部位刺痛，舌质暗或有瘀斑，脉象沉涩或弦。

【方解】方中以桔梗引药上引，牛膝引邪下行，甘草和中调药；当归、生地黄、柴胡养血活血，清热疏肝；桃仁、赤芍、红花逐瘀活血；血不得气不活，气不得血不行，川芎为血分气药，枳壳擅长理气疏肝，二者合用，助该方理气活血，并有调理肝脾作用。诸药配伍，共成活血逐瘀、理气疏肝之剂，可起到很好的活血通络的作用，治疗气血瘀阻型阳痿。

8. 振阳起痿汤

【组成】川蜈蚣、肉桂、西洋参、川芎、仙茅。

【主治】肾阳虚血瘀证。症见阴茎萎软不举，腰膝酸软，舌质淡或紫，苔薄白，脉象沉缓。

【方解】方中蜈蚣辛温走窜之力最为迅速，内而脏腑，外而经络，无所不到，凡气血凝聚之处皆能至，能调畅气血，疏通经络。川芎味薄气雄，性最疏通，走而不守，且能补五劳、壮筋骨；肉桂温通血脉，鼓舞气血，祛除寒滞，二药协同蜈蚣发挥更大的走窜作用。更辅以仙茅益阴道，填精髓，助房事，为补阳温肾之要药。西洋参大补元气，养阴生津，与温热药配伍，可免除伤阴之弊。诸药合用，共奏补肾壮阳、调畅气血、益气养阴之功。

9. 僵蚕达络饮

【组成】白僵蚕、防己、苍术、半夏、陈皮、茯苓、瓜蒌、薏苡仁、黄芪、露蜂房、生蒲黄、九香虫、桂枝、路路通。

【主治】痰湿阻络证。症见阴茎举而不坚，形体肥胖，胸闷心悸，胃脘痞满，痰涎壅盛，舌胖大有齿痕，苔白腻，脉象滑。

【方解】白僵蚕味辛性咸平，无毒，善化痰散结、活血通络以治阳痿，为君药；防己、苍术、半夏、陈皮、茯苓、瓜蒌、薏苡仁助君药祛湿化痰，为臣药；黄芪健脾，露蜂房温补肾阳，九香虫温补脾肾，生蒲黄散瘀，为佐药；桂枝、路路通理气通阳化痰，引诸药直达病所为使药。诸药并用，共奏化痰、祛湿、通络以治阳痿之功。

10. 四逆散加减

【组成】醋柴胡、枳壳、当归、白芍、怀牛膝、白僵蚕、威灵仙、炙黄芪、蛇床子、韭菜子、蜈蚣。

【主治】肝郁肾虚证。症见平素工作压力大，阴茎勃起不坚，勃起时间短，甚至不能完成性交；胸胁隐痛，嗳气叹息，舌质淡，苔薄白，脉象弦沉。

【方解】方中醋柴胡、枳壳疏肝解郁；当归、白芍柔肝养阴；怀牛膝强腰膝，健筋骨；白僵蚕味辛，性咸平，无毒，善化痰散结、活血通络以治阳痿；威灵仙疏通经络；炙黄芪补脾益气以治痿；蛇床子辛苦燥湿，专治阳痿；韭菜子补肝肾，暖腰膝，助阳起痿；蜈蚣辛温走窜之力最为迅速，内而脏腑，外而经络，无所不到，凡气血凝聚之处皆能至，能调畅气血，疏通经络。

11. 振雄展势汤

【组成】醋柴胡、枳壳、白芍、蛇床子、五味子、菟丝子、炙远志、肉苁蓉、蜂房、九香虫、公丁香、蜈蚣。

【主治】肝郁肾虚证。症见平素工作压力大，阴茎勃起不坚，勃起时间短，甚至不能完成性交；胸胁隐痛，嗳气叹息，舌质淡，苔薄白，脉象弦沉。

【方解】方中醋柴胡、枳壳疏肝解郁；白芍柔肝养阴；肉苁蓉、菟丝子、蛇床子均为壮阳之要药，大补肾阳；五味子收涩之中兼有补益之功，同时配以炙远志安定心神；蜈蚣、九香虫、公丁香辛温走窜，疏通经络。诸药相配，共奏疏肝益肾、振雄展势之功能。

12. 暖肝煎加减

【组成】小茴香、肉桂、乌药、沉香、枸杞子、当归、茯苓、山萸肉、九香虫、仙茅、淫羊藿、巴戟天。

【主治】寒滞肝脉证。症见阴茎不能勃起，少腹牵引睾丸坠胀冷痛，受寒加重，得热则缓，舌质淡，苔白滑，脉象沉弦或迟。

【方解】方中小茴香、肉桂温经祛寒止痛；乌药、沉香温肾散寒行气；枸杞子、当归滋补肝肾；茯苓健脾补中扶正。加山萸肉、九香虫、仙茅、淫羊藿温肾壮阳，祛肝脉之寒邪。诸药合用，共奏温经散寒、兴阳振痿之功。

13. 启阳娱心丹

【组成】人参、菟丝子、当归、白芍、远志、茯神、石菖蒲、生酸枣仁、砂仁、白术、山药、甘草、柴胡、橘红。

【主治】心胆气虚证。症见性欲低下，阳痿不举，心悸易惊，胆怯多疑，夜多噩梦，常有被惊吓史。舌质淡，苔薄白，脉象弦细。

【方解】方中人参、菟丝子、当归、白芍益肾补肝壮胆；远志、茯神、石菖蒲、生酸枣仁宁心安神治惊恐；砂仁、白术、山药、甘草健脾和胃益后天；柴胡、橘红理气，以行惊恐所致气郁。诸药配伍，共奏益气壮胆、宁神启阳之功。

14. 朱砂安神丸

【组成】朱砂、黄连、炙甘草、生地黄、当归。

【主治】心肾不交证之阳痿不举。症见心烦失眠，多梦易惊，或遗精，心悸健忘。舌质红，苔薄黄，脉象细数。

【方解】方中重用朱砂，质重性寒，能清心重镇以安神；黄连苦寒泻火，清心除烦，两药并使，泻火与重镇共用，使火清神宁，为君药。当归养血甘润；生地黄滋阴清热，使肾水上济于心，为臣药。使以甘草调和诸药。全方清热滋阴，交通心肾，以疗阳痿诸疾。

15. 归脾汤

【组成】党参、黄芪、白术、炙甘草、当归、茯神、远志、酸枣仁、龙眼肉、木香、生姜、大枣。

【主治】心脾两虚证。症见性欲低下，阳痿不举，心悸气短，失眠多梦，神疲乏力，面色无华，食少纳呆，腹胀便溏，舌质淡，苔薄白，脉象细弱。

【方解】方中以参、芪、术、草等甘温之品补脾益气生血，气旺则血生；当归、龙眼肉甘温补血养心；茯苓、酸枣仁、远志宁心安神；木香理气醒脾，使大队健脾补气药做到补而不滞，滋而不腻；姜、枣调和脾胃，以资化源。全方共奏益气补血、健脾养心之功。

16. 济生肾气丸

【组成】熟地黄、山茱萸、牡丹皮、山药、茯苓、泽泻、肉桂、制附子、牛膝、车前子。

【主治】命门火衰证。症见阳事不举，或举而不坚，神疲倦怠，畏寒肢冷，面色无华，头晕耳鸣，腰膝酸软，小便清长，舌质淡胖或有齿痕，苔薄白，脉象沉细。

【方解】方中以地黄滋补肾阴，少加肉桂、附子助命门之火以温阳化气，乃"阴中求阳"之意；山茱萸、山药补肝益脾，化生精血；牛膝滋阴益肾；泽泻、茯苓利水渗湿，并可防地黄之滋腻；丹皮清肝泄热，车前子清热利湿。全方补中寓泻，共奏温肾化气、利水消肿之功，而收温补肾阳、兴阳起痿之效，用于治疗阳痿之命门火衰证。

17. 寒谷春生丹

【组成】鹿茸、淫羊藿、巴戟天、肉苁蓉、韭菜子、杜仲、仙茅、蛇床子、炙附子、肉桂、熟地黄、当归、枸杞子、山茱萸、人参、白术。

【主治】命门火衰证。症见阴茎不能勃起，面色黧黑，头晕耳鸣，精神萎靡，腰膝酸软，畏寒怕冷，完谷不化，浮肿腰以下甚，按之不起，舌质淡胖，苔白，脉象沉细。

【方解】该方为治疗"虚寒年迈，阳痿精衰无子"而设。方用鹿茸、淫羊藿、巴戟天、肉苁蓉、韭菜子、杜仲、仙茅、蛇床子、附子、肉桂温补命门之火；熟地黄、当归、枸杞子、山茱萸，滋阴益肾补肝，取"善补阳者，必于阴中求阳"之意；人参、白术健脾益气，以助生化之源。诸药配伍，共奏培补肾中元阳以治阳痿的功效。

18. 蜘蜂丸

【组成】花蜘蛛、炙蜂房、熟地黄、紫河车、淫羊藿、肉苁蓉。

【主治】命门火衰证。症见阴茎不能勃起，面色黧黑，头晕耳鸣，精神萎靡，腰膝酸软，畏寒怕冷，完谷不化，浮肿腰以下甚，按之不起，舌质淡胖，苔白，脉象沉细。

【方解】方中花蜘蛛、炙蜂房、紫河车血肉有情之品，滋阴补阳。熟地黄、淫羊藿、肉苁蓉，双补肾之阴阳。诸药合用，共奏温养肾阴肾阳之功。

19. 左归丸

【组成】熟地黄、枸杞子、山萸肉、龟甲胶、鹿角胶、菟丝子、牛膝、山药。

【主治】肾阴亏虚证。症见阴茎勃起不坚，腰膝酸软，眩晕耳鸣，失眠多梦，遗精，形体消瘦，潮热盗汗，五心烦热，咽干颧红，溲黄便干，舌红少津，脉象细数。

【方解】方中重用熟地黄滋肾以填真阴；枸杞子益精明目；山萸肉涩精收涩；龟鹿二胶为血肉有情之品，鹿角胶偏于补阳，龟甲胶偏于滋阴，二胶合力，沟通任督二脉，益精填髓，以阳中求阴；菟丝子配牛膝，强腰膝，健筋骨；山药益脾滋肾。诸药合用，共奏滋阴补肾以治疗阳痿之效。阴虚火旺较重者，宜上方加生地黄、牡丹皮、女贞子、旱莲草等药物，以滋阴降火。

四、阴茎中风理论指导下阳痿验案举隅

病例1：赵某，男，39岁。

初诊（2016年9月22日）：患者阳事不举1年余。

【现病史】1年前逐渐阳事不举，或举而不久，难以完成房事。服枸橼酸西地那非（万艾可）后阴茎能举，可以完成，然欠坚硬，停药后反复，久之性欲下降，晨勃减少，夫妻感情不和。

刻下：心情抑郁，腰膝酸软，会阴疼痛，易疲惫，纳、眠可。舌质红偏暗，边有瘀斑，苔薄白，脉弦涩。否认相关病史及服药史。

【诊断】

西医诊断：勃起功能障碍。

中医诊断：阳痿（瘀血阻络，肾气亏虚）。

【辨证分析】瘀血阻滞，血行不畅，宗筋失养，故阴茎痿而不用；瘀阻肝肾之络，不通则痛，故少腹、会阴、腰骶部可出现疼痛；舌质偏暗，边有瘀斑，脉弦涩，皆为瘀血之症。

【治则】活血化瘀，益肾兴阳。

【方药】丹参15g，蜈蚣2条，水蛭5g，柴胡10g，当归10g，蒺藜15g，蛇床子10g，巴戟天30g，淫羊藿15g，赤芍15g，仙茅10g。

水煎服，日1剂，早晚分服，连服14剂。

二诊（10月11日）：患者诉阴茎勃起，阳事已兴，射精快，睡眠欠佳。舌质红，苔薄白，脉弦细。于原方基础上去仙茅，加金樱子15g，五味子10g，炒酸枣仁20g。水煎服，日1剂，早晚分服，14剂。

三诊（10月25日）阳事正常，诸症悉除，夫妻感情改善。

【按语】李海松教授指出，针对大多数以情志因素为主导的阳痿患者表现为肾虚肝郁的病机，治疗上应采用补肾助阳、疏肝解郁的方法为主。患者腰膝酸软、容易疲惫均为病程日久，肾气亏虚的表现。肾气亏虚，无以鼓动气血，血行不畅，不荣宗筋，故见阳事不举。方中以蜈蚣之性走窜，通瘀达络，水蛭破血祛瘀通经，两者共为君药；当归、赤芍活血化瘀入络，助君药

通经达络之力，为臣药；加淫羊藿、巴戟天、仙茅益肾兴阳，共为佐药；柴胡疏肝行气，气行则血行，为使药。诸药配伍，共奏活血化瘀、益肾兴阳之效。而后减补肾壮阳药力，加金樱子、五味子、炒酸枣仁补肾涩精，养心安神，延长射精时间。

病例2：丁某，男，31岁。

初诊（2017年10月17日）：患者阴茎勃起不坚5年，加重1年。

【现病史】患者结婚已5年，婚后即出现阴茎勃起不坚的情况，房事时勃起硬度不满意，但仍可插入，育一子后性功能逐渐减退，时不能插入，性欲下降，夫妇感情受到影响，其妻时常责备，却拒绝由女方主动行房事，致患者情绪渐显抑郁。近1年来，患者房事时已完全不能勃起，亦无晨勃，几乎没有性欲，不能完成性生活，情绪抑郁，善太息，时有失眠，眠差多梦，神疲懒言，畏寒，腰酸乏力，易困倦，易出汗。否认烟酒史，否认高血压病，否认糖尿病，否认高脂血症。

刻下：精神委顿，面有倦容，偶有口苦、口渴，舌质淡，苔薄黄，脉弦细，尺部沉细无力。

【诊断】

西医诊断：勃起功能障碍。

中医诊断：阳痿（肾虚肝郁兼有血瘀）。

【辨证分析】肾阳不足，命门火衰，肾气不能温煦宗筋，故性欲低下，阴茎勃起困难；又因肝气郁结，气机不利，则血行不畅，宗筋失于濡养；肝主情志，气机郁滞则见情绪抑郁、精神不悦、胸闷不舒、咽干口苦等症。

【治则】补肾助阳，活血化瘀。

【方药】淫羊藿15g，巴戟天15g，柴胡10g，白芍15g，川芎12g，熟地黄12g，蜈蚣1条，枸杞子15g，菟丝子12g，丹参15g，五味子10g，锁阳15g，茯神15g，怀牛膝12g，丁香6g。

14剂，水煎取汁，早晚分服。并嘱早睡早起，强调夫妻双方要多相互关心和鼓励，保持心情舒畅，指导其妻同房时主动配合。

二诊（10月31日）：精神好转，余症同前。舌淡红，苔薄白，脉沉细。原方继服30剂。

三诊（12月1日）情绪好转，性欲好转，行房4次，硬度可。原方减丁香，加水蛭6g，继服14剂。

【按语】患者就诊时，精神萎顿、面有倦容，腰酸乏力、神疲懒言、脉尺部沉细无力，为肾阳虚之象，因而方中以二仙汤为基础进行加减。方中仙茅、淫羊藿、巴戟天配合熟地黄、菟丝子、锁阳，起温肾阳、补肾精之效。但是分析患者起病之因，其妻过度责备致情绪抑郁、夫妻感情欠佳，口苦口渴，善太息，肝郁之象明显，所以补肾同时以柴胡、当归、丁香疏肝行气解郁，又因患者眠差多梦，加用川芎、丹参、茯神、牛膝以养血宁心、引火归原。肝郁日久，气血运行不畅，血瘀于阴器，致完全不能勃起，故以川芎、丹参、蜈蚣合丁香以行气活血。同时告诫夫妻双方应互相鼓励，以坚定治疗信心，并减少肝郁诱因。

病例3：李某，男，50岁，工人。

初诊（2017年5月21日）：阳事不举1年余。

【现病史】1年前出现行房时阴茎举而不坚，坚而不久，近3个月加重，插入困难，晨勃消失。糖尿病史10余年，常年服用阿卡波糖、二甲双胍，血糖控制不佳，空腹血糖为9.8mmoL/L左右，糖化血红蛋白7.5%。

刻下：体型偏瘦，精神不振，性欲可，夜间汗出，口渴不欲饮，心烦，小便黄，大便偏干。舌淡红偏暗，边有瘀斑，苔薄黄，脉沉细。

【诊断】

西医诊断：2型糖尿病，勃起功能障碍。

中医诊断：阳痿（阴虚火旺，瘀血阻络）。

【辨证分析】肾阴不足，阴精匮乏，虚火上炎，阴茎虽可勃起，但持续时间较短；阴精不足，充而无力，故举而不坚；同时阴虚内热，非热盛伤阴，故口虽干但却不欲饮；舌质暗、有瘀斑为内有瘀血之象。

【治则】滋阴泻火，活血通络。

【方药】生地黄15g，熟地黄15g，当归10g，黄芩15g，黄柏5g，黄连6g，黄芪30g，天花粉30g，水蛭6g，蜈蚣3g，三七6g，枸杞子10g，丹参20g，鬼箭羽20g，女贞子10g。

14剂，免煎颗粒，早晚冲服。积极控制血糖，糖尿病饮食，配合运动。

二诊（6月5日）：患者服药后空腹血糖在 8mmoL/L 左右，乏力、夜间汗出、口渴症状已明显缓解，小便出现频数而不畅，舌淡红，脉细。上方加王不留行 20g，继服 28 剂。

三诊（7月3日）：勃起硬度改善，可正常插入，但仍不理想，舌淡红，苔薄白。上方加巴戟天 10g，远志 10g。14 剂，加用他达拉非 10mg，隔日 1 次。

【按语】李海松认为糖尿病性勃起功能障碍（动脉血管性阳痿），是由消渴病日久，气血渐衰，气血不行，脉络瘀滞，宗筋失充引起的。因此在治疗糖尿病性勃起功能障碍（动脉血管性阳痿）时，既要重视消渴病阴虚燥热的基本病机，又要重视脉络瘀阻的关键病机。治疗时要滋阴清热与活血化瘀并举，兼顾活血通络。方中生地黄、熟地黄、枸杞子、女贞子、丹参滋阴清热凉血；当归、三七、黄芪补气活血，充实脉络；黄柏、黄连、天花粉清热润燥；蜈蚣、水蛭活血化瘀，祛风通络。李海松治疗糖尿病造成的血管性勃起功能障碍时常加入鬼箭羽，取其活血降糖兼具止渴之效。全方共奏滋阴泻火、活血通络之功。考虑患者糖尿病时间长，而且平日控制不佳，血管功能受损，存在器质性病变，单纯应用中药效果不佳，所以加用西药他达拉非，以提高疗效。

病例 4：薛某，男，29 岁。

初诊（2017 年 10 月 11 日）：勃起功能差 1 个月。

【现病史】近 1 个月勃起功能较差，甚则难以勃起，晨勃消失，伴阴囊胀痛，小腹不适，乏力，纳眠差，多梦易醒，二便调。平时工作繁忙，压力较大，已婚未育。舌淡红，苔白，脉弦。查 PHQ-9：18 分；GAD-7：16 分。性激素检查结果为 T：2.3；$E_2 <$ 17；FSH：5.46。

【诊断】

西医诊断：慢性前列腺炎，勃起功能障碍，抑郁焦虑状态。

中医诊断：阳痿（肝郁气滞，瘀血阻络）。

【辨证分析】肝气郁结，气机不畅，故而患者情绪低落，日久则血行不畅，瘀阻脉络，表现在阴茎即为局部无法得到濡养，房事时勃起欠佳。

【治则】活血化瘀，疏肝理气。

【方药】丹参 20g，王不留行 20g，川楝子 10g，青皮 10g，赤芍 30g，白芍 30g，生甘草 10g，制乳香 10g，制没药 10g，延胡索 15g，柴胡 10g，生黄芪 20g，益母草 30g，茯苓 30g，小茴香 10g，木香 10g，盐橘核 20g，巴戟天 15g，制远志 15g

14 剂，水煎取汁，早晚分服。

二诊（10月25日）：勃起功能改善，晨勃已出现，阴囊、小腹部疼痛减轻，仍多梦易醒，纳差，舌淡红，苔黄，脉弦。查 PHQ-9：12 分；GAD-7：12 分。前方加石菖蒲 10g，知母 10g，百合 30g，砂仁 10g，麸炒枳壳 15g。14 剂，水煎服。

三诊（11月8日）：自诉勃起功能可，时有阴囊不适，舌淡红，苔白，脉弦。

【方药】丹参 20g，炒王不留行子 20g，炒川楝子 10g，醋青皮 10g，赤芍 30g，白芍 30g，生甘草 10g，制乳香 10g，制没药 10g，醋延胡索 15g，北柴胡 10g，生黄芪 20g，益母草 30g，茯苓 15g，小茴香 10g，川芎 10g，巴戟天 15g，烫水蛭 10g，盐橘核 20g，升麻 6g，百合 10g，松花粉 3g（冲服）。

14 剂，水煎服。后电话随诊，疗效满意。

【按语】患者勃起功能较差，平时工作压力又大，处于抑郁焦虑状态，故以疏肝理气法为基础处方；患者胀痛，结合舌脉，辨为血瘀之候。多梦易醒为心血亏虚之候，纳差乏力为气虚之候。阳痿为多种病机相互作用，伤及肾阳而致，故同时从疏肝理气、活血补血、补气利水、散结、壮阳、安神定志多个方面组方。二诊时仍纳眠差，乃湿热扰神所致，加用石菖蒲、百合解郁安神，知母、砂仁清热化湿。三诊时已仅有轻微症状存在，守原方稍作加减，祛除病根、固本，以防迁延再发。

病例5： 段某，男，30 岁。

初诊（2017年6月18日）：勃起硬度下降 1 年。

【现病史】1 年前勃起硬度下降，伴容易遗精，2～3 天遗精一次，勃起差，插入即射，夜里难以入睡，入睡时便想男女之事。患者性格内向，与人交流胆怯，平素寡言少语，易疲劳。舌红苔白，脉滑数。

【诊断】

西医诊断：勃起功能障碍。

中医诊断：阳痿（阴虚火旺证），遗精。

【辨证分析】心火亢盛，心阴暗耗，神不守舍，故少寐多梦，心中烦热；虚火扰动精室则遗精；心主神志，心火旺则耗伤心血，心神失养则心悸健忘；久遗正虚，则精神不振，体倦乏力。

【治则】宁心安神，涩精止遗。

【方药】北柴胡 10g，白芍 12g，制远志 9g，石菖蒲 10g，煅龙骨 30g，煅牡蛎 30g，珍珠母 30g，醋五味子 10g，炒枣仁 15g，芡实 10g，炒蒺藜 10g，茯神 15g，陈皮 10g

14 剂，水煎服，早饭各 1 次。

二诊（7 月 3 日）：睡眠有所改善，遗精未见改善，再服药 14 剂。

三诊（7 月 17 日）：睡眠好转，遗精有所改善。1 个月后，在原有方中加入合欢皮 10g，桑螵蛸 10g，继续配合西药，服药 14 剂后睡眠基本恢复正常。遗精明显好转，每月 2～3 次，勃起正常。心理方面，嘱患者要善与人交流，广交朋友，遇到心事多向朋友诉说。目前遗精属正常现象，因为无规律性生活，待结婚成家后遗精就会好转。

【按语】心之经脉虽然不直接连于阴器，然心藏神、主神明，为人身五脏六腑之大主也，五脏皆听命于心。人的精神、生理活动都必须在心（脑）神的支配下才能完成。性之生理活动过程中，心主神明以司性欲，且主养血脉而充精室。君火为欲念所动，则心气下交于肝肾，"未有君火动而相火不随之者"，肝肾相火起而应之，则心定肝开肾强，阳道自然振奋。若心神不安，情志不宁，脏腑功能紊乱，君火难以引动肝肾相火，阳道失其充盈振奋而痿软不举。正如张介宾云："心不明则神无所至，而脏腑相使之道闭而不通。""凡思虑焦劳忧郁太过者，多致阳痿。"

心病所致之阳痿，其特点有三：①见于劳心过度者；②多在心病基础上发生，或与心病同见；③其证多虚，间可见实证。其治以养心血、益心气、宁志安神为主。但有心火亢盛或痰火扰心者，则当予清心火以宁心或泻痰火以安神。柴胡疏肝解郁，白芍平抑肝阳，远志、石菖蒲宁心安神益智，共同抑制上扰心神之邪阳。煅龙骨、煅牡蛎，二者相须为用，均有平肝潜阳、镇心安神、收敛固涩之功，然龙骨入心，长于镇心安神，其涩性强，又善收敛固涩；牡蛎味咸，有益阴之功，二者再配以珍珠母与白芍，镇抑上亢之肝阳，酸枣仁、茯神宁心安神，助远志、石菖蒲之力，共为臣药。芡实固肾涩精止遗，陈皮健脾燥湿，共为佐药。

病例 6：徐某，男，35 岁，教师。

初诊（2018 年 4 月 4 日）：勃起硬度下降 5 年。

【现病史】患者 5 年前出现勃起硬度下降，进行性加重，未予特殊治疗。

刻下：头晕目眩，记忆力差，失眠多梦，神疲乏力，形体消瘦，面色萎黄，食少纳呆，腹胀便溏，舌淡苔白少，脉细弱。

【诊断】

西医诊断：勃起功能障碍。

中医诊断：阳痿（心脾两虚）。

【辨证分析】脾虚气弱则症见神疲乏力、面色萎黄、气短乏力；脾失健运，故食少而腹胀便溏；心血不足，血不养心，故心悸少寐、失眠健忘。舌淡苔少，脉细弱，均为心脾不足之象。

【治则】补益心脾。

【方药】黄芪 20g，白术 20g，茯神 15g，当归 10g，龙眼肉 15g，远志 10g，酸枣仁 10g，淫羊藿 10g，补骨脂 10g，阳起石 15g，人参 10g，木香 10g，茯苓 15g。

再配以中成药乌灵胶囊。

服药 14 剂后阳事能行 3 分钟，再进 7 剂而痊愈。心理方面，嘱患者紧张繁忙的工作之后适当进行有氧运动，如骑自行车、游泳等。生活应该劳逸结合，长时间脑力劳动会伤脾，动则气行血通。并告知患者，服药期间过性生活，妻子的配合、耐心等辅助作用很重要。

【按语】脾为后天之本，主运化；胃为仓廪之官，主受纳、腐熟水谷；气血生化有赖脾升胃降。前阴为宗筋会聚之处，需要阴阳气血温煦濡养，而后才能强劲有力，得行正常。故阴器虽以筋为本，但以气血为用。阳事之用，以气血为本，而气血之盛衰则受阳明脾胃功能强弱之影响。脾胃功能强健，水谷化源充足，气血旺盛，如是则阴茎得以濡养而能行房事。如脾胃功能障碍，则宗筋瘛疭，痿软不举。

方中人参味甘微苦，微温不燥，性禀中和，善补脾肺之气，脾为生化之源，肺主身之气，脾肺气足，则一身之气皆旺，故人参为大补元气之品；且人参能益气生津，气血津液充足则口渴可止，精神自安，又有生津止渴、安神益智之效，为治虚劳内伤之第一要药。龙眼肉补益心脾，养血安神，亦为君药。黄芪、白术、茯苓助人参益气补脾，当归助龙眼肉养血补心，同为臣药。茯神、远志、酸枣仁宁心安神。木香理气醒脾，与补气养血药配伍，使之补不碍胃，补而不滞，俱为佐药。再加以淫羊藿、补骨脂、阳起石，味咸性温，补肾壮阳，充实元阳，元阳足则脾阳的温，运化水谷有力，气血生化不断。